THE [illegible] INTERPRETER'S DICTIONARY

ENGLISH-PERSIAN
PERSIAN-ENGLISH

PRINTED BY CREATESPACE
AN AMAZON COMPANY
CHARLESTON, SC

Printed by CreateSpace

Available from Amazon.com and other retail outlets.
Available on Kindle and other devices.

ISBN-13: 9781721186068

ISBN-10: 1721186069

Printed in the United States of America

TABLE OF CONTENTS

DISEASES, CONDITIONS AND SYMPTOMS

ABSCESS

دمل / آبسه

ACID REFLUX

ترش کردن، سوزش معده

ACNE

جوش غرور، آکنه

ADHD

اختلال کم توجهی بیش فعالی

ADVERSE REACTION

واکنش نامطلوب، نا سازگار

ALLERGIC REACTION

واکنش آلرژیک، نشان علائم حساسیت

ANEMIA

کم خونی

ANEMIC

کم خون

ANOMALY

غیر عادی، اختلال

ANOREXIA NERVOSA

بی اشتهایی عصبی

ANXIOUS

مضطرب، نگران

APPENDICITIS

آپاندیسیت، التهاب روده کور

ARRHYTHMIA

آریتمیا یا آریتمی قلبی (به معنی غیرطبیعی بودن ریتم تپش قلب است)

ARTERIOSCLEROSIS

تصلب شرایین، سخت شدن شرایین

ARTERIOVENOUS MALFORMATION

ناهنجاری شریانی

ARTHRITIS

آرتروز (التهاب مفصل)

ASPHYXIA

خفگی

ASTHMA

آسم

ASTHMATIC

آسمی/ مبتلا به

ATHLETE'S FOOT

نوعی مرض قارچی انگشتان

ATROPHY

فرسوده شدن، کاهش اندازه سلول، بافت، عضو یا بخشی از بدن

BACTERIAL INFECTION

عفونت باکتریایی

BACK DEVIATION

انحراف کمر

BLISTER

تاول

BLOCKAGE

انسداد

BLOOD CLOT

لخته خون

BLURRY VISION

تاری دید

BODY ACHE

بدن درد

Bowel Movement

اجابت مزاج، کار کردن روده ها، مدفوع کردن

Brain Dead

مبتلا به مرگ مغزی

Brain Death

مرگِ مغزی، مرگِ مغز

Brain Fever

مننژیت (التهاب مغزی)

Breathing Problems

مشکلات تنفسی

Bronchitis

برونشیت

Bruise

کبودی

Bruxism (clenching and grinding of the teeth)

دندان قروچه به طور غیرارادی

Bump

برآمدگی

Bunion

پینه پا، برجستگی سر اولین استخوان متاتارس که منجر به جابه جایی انگشت شست پا میشود.

Burning Sensation

احساس سوزش

Carpal Tunnel Syndrome

سندرم تونل کارپ (نشانگان مجرای مچ دستی)

Cataracts

آب مروارید

Cavity

(دندان) سوراخ، کرم خوردگی؛ حفره، گودال

CHARLIE HORSE

گرفتگی شدید و مصرعضله پا یا انگشت پا

CHEST DISCOMFORT

ناراحتی قفسه سینه

CHILLS

لرز، سرما

CHOKE

خفه کردن/ شدن/ گرفتن؛ نفس بند آمدن

CHRONIC

مزمن

CLAUSTROPHOBIA

تنگنا هراسی

CLENCH

(فک، دندان) بر هم فشردن

COLD

سرماخوردگی

COLD SORE

آبسه دهان، تبخال، تاول

COMMON DISEASES

بیماری های شایع

COMPLICATIONS

(جمع) عوارض

CONGESTED

(مغز، شش) پرخون

CONGESTION

(مغز، شش) انباشته از مایعات، خلط و یا خون

CONSTANT

مداوم، مدام

CONSTIPATION

یبوست

CONTAGIOUS

مسری، واگیردار

CONTINUOUS

مداوم، پی در پی، پیوسته، بی وقفه، مستمر

CONVULSION

تشنج

COUGH

سرفه (کردن)

COUGH MEDICINE

داروی سرفه، شربت سرفه

CRAMP

گرفتگی عضله

CRAMPING

(عضله، ماهیچه) گرفتگی، دل پیچه، درد شکم

CROUP

خناق

CRUSHING PAIN

درد فشارنده

DECAY

خرابی، پوسیدگی دندان

DECAYED TEETH

دندان های پوسیده

DEFECATION

دفع، اجابت مزاج، تخلیه شکم

DEHYDRATED

آب بدن بسیار کم شده

DIABETES

دیابت؛ مرض قند

DIAPER RASH

زخم پوشک

DIARRHEA

اسهال

DISABLED

ناتوان

DISCOMFORT

ناراحتی، درد، رنج، سختی

DISLOCATED

جابجا شده، در آمده (استخوان، اندام) دررفتگی، جابجایی

DISORIENTED

حالت سر در گمی

DIZZINESS

سرگیجه

DROOPING UTERUS

افتادگی رحم

DROWSINESS

خواب آلودگی

DULL PAIN

درد خفیف، کم

DYSURIA

سوزش ادرار، ادرار کردن دردناک

EAR INFECTION

عفونت گوش

EARACHE

گوش درد

EDEMA

ادم (تجمع غیر طبیعی مایعات در فضای بین سلولی بدن)

EMPHYSEMA

امفیزم (اتساع مجاری و حباب های ریه)

EPILEPSY

صَرع، غش، حمله

EPILEPTIC SEIZURE

حمله صرع (مربوط به صرع، غش/ مصروع، غشی

EROSION OF THE STOMACH

ساییدگی، فرسایش (معده)

FAINTING

از حال رفتن

FAR-SIGHTEDNESS

(چشم) دوربینی

FATIGUE

خستگی مفرط، کوفتگی، ماندگی

FIT/SEIZURE

غش، تشنج، حمله/ دوره ناگهانی

FLU

آنفولانزا

FOOD BLOCKAGE

انسداد (گرفتگی) مجاری عبور غذا

FRACTURE

شکستگی

FRAGMENTED SPEECH

صحبت بریده بریده

GESTATIONAL DIABETES

دیابت دوران حاملگی

GNASHING GRINDING

دندان ها را به هم ساییدن یا فشردن، دندان قروچه کردن

(دندان) برهم ساییدن

GRIPPING PAIN

درد شدید

HAIRLINE FRACTURE

مو برداشتن استخوان

HARASSMENT

تعرض، آزار، اذیت، مزاحمت؛ حملات مکرر، هجوم های پیاپی

HAY FEVER

تب یونجه

HEADACHE

سردرد

HEART ATTACK

سکته قلبی

HEART DISEASE

بیماری قلبی

HEART FAILURE

نارسایی قلبی

HEART PALPITATION

تپش قلب

HEART PULSATION

ارتعاش یا لرزش قلب، تپش یا ضربان قلب

HEARTBURN

ترش کردن، سوزش معده

HEMOPHILIA

هموفیلی (بیماری ارثی که در آن خون دیر لخته میشود و در نتیجه اشکال در بند آمدن خونریزی پدید میآید)

HEMOPHILIAC

مبتلا به هموفیلی، هموفیل

خونریزی مغزی

HEMORRHAGE

خون ریزی(کردن)(شدید-داخلی)/ خون روي، خون ریزي، خون ریزش

HEMORRHOID

هموروئید، بواسیر

HERNIA

فتق، باد فتق، غُری

HOT AND COLD SPELLS

دوره، مدت های سرد و گرم

HYPEROPIA

(چشم) دوربینی

HYPERPYREXIA

افزایش بیش از حد دمای بدن

HYPERTROPHY (OVERDEVELOPMENT OF THE SIZE OF AN ORGAN)

رشد بیش از حد و غیر طبیعی عضو بدن

HYPOTHERMIA

کاهش بیش از حد دمای بدن

IMPAIRED GAG REFLEX

عکس العمل غیر ارادی وغیرطبیعی در ناحیه حلق

IRREGULAR PULSE

نبض نامنظم

ITCH

خارش

ITCHINESS

احساس خارش

ITCHING

خاریدن

JAUNDICE

زردی

JOINT PAIN

درد مفاصل

LETHARGIC

کرخت و خسته

LEUKEMIA

(نوعی از) سرطان خون، لوسمی

LICE

شپش، شته

LISTLESSNESS

بی میلی،خستگی، بی حالی،بی تفاوتی

LOWER BACK PAIN

درد قسمت پایینی کمر

LUMP

غده، توده

MALAISE (VAGUE SENSATION OF NOT FEELING WELL)

احساس مبهم ناخوشی

MALARIA

مالاریا، نوبه

MANIA

وسواس؛ جنون، دیوانگی؛ شیدایی

MENINGITIS

التهاب مغزی، مننژیت

MIDDLE EAR INFECTION

عفونت گوش میانی

MOOD SWINGS

نوسانات خلقی

MUTILATION

نقص عضو، معلولیت؛ تکه تکه یا مثله کردن

MYOCARDIAL INFARCTION

سکته قلبی

MYOPIA

نزدیک بینی

NAUSEA

(حالت) تهوع، دل بهم خوردگی

NAUSEATING PAIN

درد تهوع آور، دل بهم خوردگی، دل آشوبی

NEARSIGHTEDNESS

نزدیک بینی

NERVOUS TIC

تیک عصبی ، اختلال روانی

NEUROSIS

بیماری روانی – عصبی

NEUROTIC

عصبی

NEUROTIC PERSON

آدم عصبی

NUMBING PAIN

درد بیحس کننده، کرخت کننده

OCD (Obsessive Compulsive Disorder)

اختلال وسواسی اجباری ناخودآگاه

Pain

درد

Paralyzed

فلج

Pass Out

بیهوش شدن، غش کردن، از حال رفتن

Perspiration

عرق

Plugged Ear

گرفتگی گوش

PMS (Premenstrual Syndrome)

سندرم پیش از قاعدگی

Pollen Allergy

آلرژی به گرده

Polyps

پولیپ (هر گونه رشد یا توده برآمده از غشای مخاطی

Postural Deviation

انحراف کمر

Psychological Pressure or Stress

فشار روحی، روانی یا عصبی

Pus

چرک

Pyrexia

تب

Quadriplegic

فلج کامل؛ فلج چهار دست و پا؛ فلج از گردن به پایین

Rash

کهیر، حساسیت پوستی

REDNESS

قرمزی، سرخی، گلگونی

RESTLESS LEGS SYNDROME

سندرم یا نشانگان پای بی قرار

RHEUMATIC FEVER

تب روماتیسمی

RUNNY NOSE

آبریزش بینی

RUPTURED HERNIA

بازشدگی، پکیدن فتق ترکیدن، پارگی

SCAB

(زخم) دلمه، لخته

SCAR

جای یا اثرِ زخم

SCARLET FEVER

تب مخملک

SCOLIOSIS

اسکولیوز (انحنای طرفی ستون مهره ها)

SCRATCH

خراش/خراشیدگی/زخم

SEIZURE

تشنج، غش، حمله؛ حمله صرع؛ حمله قلبی، سکته

SEXUALLY TRANSMITTED DISEASE

بیماری های منتقله از راه جنسی

SHARP PAIN

درد حاد، بحرانی، شدید

SHINGLES

زونا

SHIVER

لرزیدن، به لرزه افتان

SHIVERING

لرزش غیر ارادی در اثر سرما

SHOOTING PAIN

درد تیرکشنده

SHORTNESS OF BREATH

تنگی نفس

SICK

مریض، ناخوش، بدحال؛ حالت تهوع، دل بهم خوردگی، دل آشوبی

SINUS INFECTION

عفونت سینوسی

SLEEP PATTERN

برنامه خواب

SLEEPY

خواب آلود

SLIPPED DISC

دیسک لغزنده

SLURRED SPEECH

تلفظ با بی دقتی، در حالتی که بخشی از صدای واژه را خوردن

SORE THROAT

گلودرد

SPASM

(عضله) گرفتگی، انقباض، اسپاسم

SPRAIN

پیچ خوردگی ، در رفتن، رگ به رگ شدگی

(مفصل، رباط، مچ دست و پا...)

SPUTUM

خلط سینه

STOMACH FLU

آنفلوآنزا (معده)

STRAIN

فشار آوردن به ماهیچه، آسیب رساندن به، صدمه زدن

STREP THROAT

گلودرد استرپتوکوکی مسری، واگیردار

STRESS

استرس، تحت فشار

STROKE

سکته مغزی

STUFFED UP

بینی گرفته، زکام

STUTTER

لکنت زبان (داشتن)

SWEAT

عرق

SYMPTOMS

علائم

TIGHTNESS

تنگی نفس

TINNITUS (RINGING IN EARS)

تینیتوس، وزوز گوش، احساس صدای زنگ در گوش

TIRED

خستگی

TONSILLITIS

ورم لوزتین، ورم لوزه

TUBERCULOSIS

مرض سل

ULCER

زخم

ULCEROUS

زخم شده، زخمی، زخم دار، مجروح

UNDER THE WEATHER

حالت ناخوشی

URINARY PROBLEM

مشکل ادراری

VARICOSE VEINS

واریس، اتساع غیر معمول
ودایمی سیاهرگها

VERTIGO (SENSATION OF SPINNING)

سرگیجه، احساس چرخش
خود فرد یا حرکت محیط
اطراف فرد

WATERY EYES

آب ریزش چشم، اشک
ریزش

WEAKNESS

ضعف

WHEEZING

خس خس کردن

WITHDRAWAL SYMPTOMS

علائم ترک دارو مخدر یا
مواد مخدر

TESTS, TREATMENTS AND MEDICATIONS

ACETAMINOPHEN CODEINE

آستامینوفن کدئین

ACTIVE TREATMENT (SURGERY)

درمان جراحی

ACUPUNCTURE

طب سوزنی

ANTI-ANXIETY

ضد اضطراب

ANTI-INFLAMMATORY

ضد التهاب

ANTIBACTERIAL

ضد باکتری کننده

ANTIBIOTIC

آنتی بیوتیک

ANTICOAGULANT

داروی ضد انعقاد / لخته / بسته شدن خون

ANTIDOTE

پادزهر، نوش دارو، تریاق

ANTIFUNGAL

ضد قارچ

ANTIHISTAMINE

آنتی هیستامین

ANTISEPTIC

ضد عفونی کننده

ASPIRIN

آسپرین

BAND-AID

چسب زخم

BANDAGE

نوار زخم بندی/ پانسمان

BENIGN

خوش خیم

BIOPSY

نمونه برداری

BLOOD SMEAR

نمونه آزمایشی خون

BLOOD TEST

آزمایش خون

BONE DENSITY

تراکم استخوان

BONE DENSITY TEST

آزمایش تراکم استخوان

BONE DENSITY TEST

آزمایش تراکم استخوان

BONE SPLINT

آتل استخوان/ تخته شکسته بندی

CAST

قالب گرفتن، گچ گرفتن

CAT SCAN (COMPUTERIZED AXIAL TOMOGRAPHY)

کت اسکن (توموگرافی کامپیوتری محوری)

CATHETER

کاتِدِر، سوند، لوله

CBC COMPLETE BLOOD COUNT

CBC شمارش کامل خون

COD LIVER OIL

روغن کبد ماهی

COLON

کولون (بخشی از روده بزرگ که از سکوم تا رکتوم امتداد یافته است)

COLONOSCOPY

کولونوسکوپی (بررسی کولون با اندوسکوپ)

COMPRESS

حوله تر

CORTISONE

کورتون، کورتیزون

CORTISONE INJECTION

تزریق کورتون

COTTON BALLS

پنبه

COUGH DROP

نوعی آب نبت برای مهار کردن سرفه

CRUTCHES

چوب زیر بغل

CT SCAN (COMPUTED TOMOGRAPHY)

سی تی اسکن (توموگرافی کامپیوتری)

DEBRIDEMENT

پاکسازی زخم

DECONGESTANT

ضد خلط، ضد احتقان

DENTURES

دندان (موقتی، دایمی)

DEPO-PROVERA SHOT

آمپول دپو پرووا/ ضد بارداری: (دپو پروورا نوعی هورمون پروژسترون است که برای جلوگیری از بارداری هر 12 هفته تزریق می‌شود. مصرف آن را باید 3 تا 6 ماه پیش از تلاش برای بارداری قطع کرد زیرا حداقل 13 هفته طول می کشد تا تخمک گذاری اتفاق بیفتد)

DERMOPLAST SPRAY (PAIN RELIEVING SPRAY)

درماپلَست (اسپری ضد درد)

DIET

رژیم غذایی؛ برنامه غذایی

DIETARY

(مربوط به) غذا یا رژیم غذایی

DIETER

آدم تحت رژیم غذایی

DRENCH

شستشو با آب کم فشار

EAR TUBE

لوله گوش

EEG (ELECTROENCEPHALOGRAM)

EEG دستگاه نوار مغز
(منحنیهایی که توسط دستگاه ثبت امواج مغز ثبت شده است)

EKG OR ECG (ELECTROCARDIOGRAM)

ECG الکتروکاردیوگرام
نوار قلب

ELISA TEST (DETECTS THE PRESENCE OF A SUBSTANCE IN A LIQUID)

آزمایش ELISA

(هر گونه سنجش ایمونولوژیک با استفاده از یک ماده واکنش زای ایمنی متصل به آنزیمو یک ماده جاذب ایمنی.)

ENDOSCOPY

آندوسکوپی

ENEMA

تنقیه، اماله؛ دستگاه تنقیه
(تزریق مایعی از طریق سوراخ مقعد به داخل مقعد برای تمییز و تصفیه کردن روده ها)

EPIDURAL

اپیدورال، بیحسی نخاعی
(به ویژه هنگام زایمان)

ETT (STRESS TEST, AN ELECTROCARDIOGRAPHIC TEST OF HEART FUNCTION BEFORE, DURING AND AFTER A CONTROLLED PERIOD OF INCREASINGLY STRENUOUS EXERCISE)

آزمایش ETT (تست استرس، نوار قلبی که عملکرد قلب را در قبل، هنگام و بعد از حرکت توانفرسا روی تردمیل نشان میدهد)

EYE DROPS

قطره چشم

EYE EXAM

معاینه چشم

FASTING BLOOD SUGAR

قند خون ناشتا

FISH OIL

روغن ماهی

FLUSH

شستشو با فشار آب

GENERAL

عمومی

GENERIC DRUG

داروهای ژنریک

GINGER

زنجبیل

GLUCOSE TOLERANCE TEST

آزمایش تحمل گلوکز

HEARING TEST

آزمایش شنوایی

HYDROTHERAPY

آب درمانی

IBUPROFEN

ایبوپروفن

ICE PACK

بسته یخ

ILEOSTOMY DIET

رژیم غذایی ویژه ایلئوستومی (دراز روده شکافی)

INHALERS

اسپری تنفسی، دستگاه تنفس مصنوعی

INSULIN

انسولین

LAXATIVE

ملین، ضد یبوست

LOCAL

ناحیه یی، متمرکز

LOW RESIDUE DIET

رژیم غذایی کم پسماند

MALIGNANT

بد خیم

MAMMOGRAPHY

ماموگرافی

MEDICAL TESTS

آزمایشات پزشکی

MEDICATED COMPRESS

کمپرس/حوله تر
بهداشتی/طبی

MEDICATION

معالجه/درمان/مداوا،
دوا/درمان

MOUTHWASH

مایع شستشوی دهان

MRI (MAGNETIC RESONANCE IMAGING)

MRI تصویربرداری
رزونانس مغناطیسی

NARCOTICS

ماده آرامش بخش، خواب
آور، رخوت زا؛ مواد
مخدر

NASAL SPRAY

اسپری بینی

NEBULIZER

نبولایزر، دستگاه تنفسی
که دارو را با نفس کشیدن
به درون ریه ها می کشد

OINTMENT

پماد

ORAL MEDICINES

داروی خوراکی

PAINKILLER

داروی مسکن

PALLIATIVE TREATMENT (RELIEF)

درمان تسکینی

PAP SMEAR

پاپ اسمیر (آزمایش نمونه
سلول های گردن رحم)

PATCH

برچسب دارویی

PENICILLIN

پنی سیلین

PET SCAN (POSITRON EMISSION TOMOGRAPHY)

دستگاه لایه نگار

PHYSICAL EXAM

معاینه پزشکی

PHYSICAL THERAPY

فیزیوتراپی(PT)

PILLS

قرص

PILLS

قرص

POSTURAL CONTROL

کنترل حالت وضعیت ایستادن یا نشستن

PRESSURE

فشار

PROPHYLACTIC TREATMENT (PREVENTION)

درمان پیشگیری

PULMONARY FUNCTION TEST

آزمایش عملکرد ریوی

RBC – RED BLOOD COUNT

شمارش تعداد گلبولهای قرمز خون

RECTAL EXAMINATION

معاینه مقعد

REST

استراحت

ROUTINE URINALYSIS

آزمایش معمول ادرار شمارش گویچه های سفید خون

SAMPLE

نمونه

SCREEN

معاینه کردن، آزمایش کردن

SERVICE ANIMALS

حیوانات کمک رسان

SHOT

واکسن، تزریق

SHOT CHART

دفترچه ثبت واکسن

SITZ BATH

حمام سیتز (نشستن در لگن)

SKIN TEST

آزمایش پوستی

SLING

بند (برای بستن دست آسیب دیده به گردن)

SONOGRAM

سونوگرام

SR (SEDIMENTATION RATE)

SR سرعت رسوب

STITCHES

بخیه

STOMACH PUMP

پمپ شستشوی معده

STOOL SOFTENER

نرم کننده مدفوع، ملین

STOOL SPECIMEN

نمونه مدفوع

STRESS TEST (ETT)

تست استرس (ETT)

SUPPLEMENT

مکمل (غذایی یا ویتامین)

SUPPOSITORY

شیاف

SYSTEMIC (WHOLE BODY)

سیستمیک (مربوط به کل بدن، مؤثر بر روی کل بدن)

SYSTEMIC TREATMENT (MEDICINE)

درمان با دارو

TRANSDERMAL MEDICINES

دارو های ترانسدرمال
(داروای که جذب به بدن از طریق پوست میشود)

TREATMENT

درمان

ULTRASOUND

سونوگرافی فراصوتی

ULTRASOUND (TEST)

آزمایش سونوگرافی

URINALYSIS

تجزیه شیمیایی ادرار

URINARY CATHETERIZATION

کاتترازیسیون ادراری،
سوند گذاری ادراری

URINE SAMPLE

نمونه ادرار

URINE TEST

آزمایش ادرار

VITAMINS

ویتامین

WALKING CANE

عصا

WATER SOLUBLE LUBRICANT

روان کننده قابل محلول در آب

WITCH HAZEL

شیره هامامليس، عصاره ملج

THE HUMAN BODY

ABDOMEN

شکم، ناحیه ای از بدن که
بین قفسه سینه و لگن
خاصره قرار دارد

ADAM'S APPLE

سیب آدم، غضروف
جلوی حنجره

ADRENAL
GLANDS

غدد آدرنال، غده هاي
فوق کلیوي

ADRENALINE

آدرنالین

ANKLE

مچ پا، قوزک

ANKLEBONE
(MEDIAL
MALLEOLUS)

استخوان مچ پا

ANTIBODIES

آنتی بادی/ پادتن

ANUS

مقعد

AORTA

آئورت (شریان بزرکی که
از بطن چپ منشأ میکیرد
و تنه اصلی جریان خون
را در سیستم شریانی
عمومی تشکیل میدهد.)

APPENDIX

زائده آپاندیس

ARM

بازو، از شانه تا آرنج

ARMPIT

زیر بغل (چاله)

ARTERIES

شاهرگ

ARTERIOLE (ONE OF THE SMALL TERMINAL BRANCHES OF AN ARTERY, ESPECIALLY ONE THAT CONNECTS WITH A CAPILLARY)

سرخرگچه، شریانچه

ARTERY (ONE OF THE TUBES THAT CARRIES BLOOD FROM YOUR HEART TO THE REST OF YOUR BODY)

سرخرگ، شریان - خون را از قلب به بقیه بدن میبرد.

ATRIA (RIGHT AND LEFT)

دهلیز (راست و چپ)

AVASCULAR

بدون رگی

BACK

پشت، قسمت عقب تن از گردن تا لگن

BACK DEVIATION

انحراف کمر

BACK DISC

دیسک کمر

BACKBONE

ستون فقرات

BELLYBUTTON

ناف

BICUSPID VALVE

دریچه دو لتی

BIG TOE

شست پا

BILE

صفرا

BLADDER

مثانه

BLOOD

خون

BLOOD SERUM

خونابه

BLOOD VESSELS

عروق خونی

BODILY FLUIDS

مایعات بدن

BONE

استخوان

BONE MARROW TRANSPLANT

پیوند مغز استخوان

BRAIN

مغز

BRAIN STEM

ساقه مغز، بصل النخاع

BREASTBONE

استخوان سینه، جناق سینه

BREATH

نفس

BUTTOCKS

سرین، کفل، باسن

CALF

ماهیچه ساق پا، نرمه ساق پا

CANAL

مجرا، کانال، لوله

CAPILLARY (SMALLEST TYPE OF BLOOD VESSEL)

مویرگ (کوچکترین نوع رگ خونی در بدن)

CAROTID ARTERY

شریانِ اصلی گردن

CARPAL

مربوط به مچ دست

CARTILAGE

بافت غضروف، نرمه استخوان

CAVITY

(دندان) سوراخ، کرم خوردگی؛ حفره، گودال

CELLS

سلول

CELLULAR WASTE PRODUCTS

مواد زائد سلولی

CHEEK

گونه

CHEEKBONE

استخوان گونه

CHIN

چانه

CIRCULATORY

مربوط به گردش خون

CIRCULATORY SYSTEM

دستگاه گردش خون

COLLARBONE

استخوان ترقوه، استخوان چنبر

COLON

روده بزرگ، قولون

CONNECTIVE TISSUE

بافت همبند

CORNEA

قرنیه

CORONARY ARTERY

سرخرگِ تاجی

CORPUSCLE

گویچه، گلبول

DIAPHRAGM

حجاب حاجز، دیافراگم،

DIGESTIVE SYSTEM

دستگاه گوارش

DIMPLE

چال، فرورفتگی

DUCT

مجرا، کانال، لوله

DUODENAL ULCER

اثنی عشر

DUODENUM - TOP PART OF BOWEL BELOW STOMACH

اثنی عشر، دوازدهه

EAR

گوش

EAR LOBE

نرمه گوش

ELBOW

آرنج

ENDOCRINE SYSTEM

دستگاه هرمنی

EPIGLOTTIS

دریچه نای، اپیگلوت

ESOPHAGUS

مری

EXCREMENT

مواد ترشحي يا دفعي

EYE

چشم

EYE SOCKET

حدقه، حفره چشم، گوده چشم

EYEBALL

تخم چشم

EYEBROW

ابرو

EYELASHES

مژه

EYELID

پلک چشم

EYESIGHT

بینایی، دید

FATTY TISSUE

بافت چربی بدن

FECES

مدفوع

FILTERING

تصفیه کردن

FINGER

انگشت

FINGERNAIL

ناخن

FINGERTIP

نوک انگشت

FOOT

پا

FOREARM BONE (ULNA)

استخوان ساعد

FOREHEAD

پیشانی

GALL BLADDER

کیسه صفرا

GENITALIA

اندام تناسلی

GLANDS

غدد

GLOTTIS

گلوتیس (دستگاه صوتی حنجره که از تارهای صوتی حقیقی و سوراخ بین آنها تشکیل میشود.)

GROIN

کشاله ران، ناحیه اندام های تناسلی

HAIR

مو

HAND

دست

HEART

قلب

HEARTBEAT

ضربان قلب

HEEL

پاشنه

HEMOGLOBIN

هموگلوبین

HIPBONE (ILIUM)

استخوان لگن

HORMONE

هورمن

IMMUNE SYSTEM

دستگاه ایمنی

INDEX FINGER

انگشت سبابه

INTEGUMENTARY SYSTEM (SKIN)

دستگاه ی پوستی

INTESTINES

روده

IRIS

عنبیه چشم (قسمت رنگی چشم که دور مردمکِ سیاه هست)

JAW

فک، آرواره

JOINT

مفصل، بند

KIDNEY

کلیه

KNEE

زانو

KNEE CAP (PATELLA)

کشکک زانو

KNUCKLE

بند انگشت

LARGE INTESTINE

روده بزرگ

LARYNX

حنجره، فاصله بین تارهای صوتی

LEG

پا

LENS

عدسی چشم

LIGAMENT

رباط، لیگمان (استخوان را
به استخوان وصل میکند)

LIMB

دست، پا

LIPID

چربی خون، لیپید

LIPS

لب

LIVER

کبد، جگر

LUNGS

شش، ریه

LYMPH

لنف، لنفاوی

LYMPH NODES

غده لنفاوی، گره لنفاوی

LYMPHATIC SYSTEM

دستگاه لمفافی

MAMMARY GLANDS

غدد شیری

MEMBRANE

غشا

METABOLISM

سوخ و ساز بدن

MIDDLE FINGER

انگشت وسط

MOUTH

دهان

MUSCLE

عضله، ماهیچه

MUSCULOSKELETAL SYSTEM

دستگاه عضلانی اسکلتی

NAILS

ناخن

NAPE

پشت گردن، پس گردن

NECK

گردن

NERVOUS SYSTEM

دستگاه عصاب

NIPPLE

نوک پستان

NOSTRIL

سوراخ بینی

OPTIC NERVE

عصب چشم

ORGAN

جهاز

ORGANS

عضو بدن

OVARIES

تخمدان

PALM

کف دست

PANCREAS

لوزالمعده، پانکراس

PELVIS

لگنِ خاصره (استخوانِ)

PHARYNX (THROAT)

حلق (گلو)

PHLEGM

خلط (تولید شده در دماغ و گلو)

PLASMA

پلاسما (مایع زرد خون)

PORES (OF THE SKIN)

منافذ پوست

POSTURAL DEVIATION

انحراف کمر

PULMONARY ARTERY

سرخ رگ ریوی

PULMONARY VEIN

سیاه رگ ریوی

PULSE

نبض

PUPIL

مردمکِ چشم

REABSORBING

باز جذب کردن

RECTUM

مقعد، راست روده

REMOVING EXCESS FLUIDS

مایعات اضافی را دفع کردن

REPRODUCTIVE SYSTEM

(MALE AND FEMALE)

دستگاه تنسلی

RESPIRATORY SYSTEM

دستگاه تنفسی

RETINA

شبکیه

RIB

دنده، استخوان دنده

RIBCAGE

قفسه سینه

ROTATING JOINT

مفصل چرخشی

ROTATOR CUFF (BALL AND SOCKET JOINT)

مفصل گوی و کاسه ای

SALIVA

بزاق، آب دهان

SCALP

پوست سر، پوست کله

SCAPULA

استخوان کتف، شانه (هر کدام از دو استخوان بزرگ، صاف و مثلثی شکلی که قسمت پشت شانه را شکل می دهند)

SCLERA

صلبیه یا سفیده سخت چشم

SEBACEOUS GLANDS

غدد سباسه (مربوط به ترشح سبوم)

SEMILUNAR VALVE

دریچه نیمه هلالی

SENSORY ORGANS (EYES, EARS, NOSE AND SKIN)

اعضای حسی (چشم، گوش، بینی و پوست)

SHIN

قسمت جلویی پا ساق پا

SHINBONE (TIBIA)

استخوان درشت نی

SHOULDER

شانه

SHOULDER BLADE

استخوان کتف

SKULL

جمجمه، کاسه سر

SMALL INTESTINE

روده کوچک

SPINAL COLUMN

ستون مهره ها، تیره پشت

SPINAL CORD

ستون فقرات، نخاع

SPLEEN

طحال

STERNUM

جناغ سینه

STOMACH

معده

STOMACH LINING

جدار، دیواره معده

SWEAT GLANDS

غدد ترشح عرق

SYSTEM

دستگاه

TEETH

دندانها

TEMPLE

شقیقه، گیجگاه

TENDON

تاندون، زردپی (ماهیچه را
به استخوان وصل می کند)

TESTIS (TESTES)

بیضه (بیضه ها)

THIGHBONE (FEMUR)

استخوان ران

THORAX

توراکس، قفسه صدری:
قلب و شش درون این
حفره صدری قرار دارند

THROAT

گلو

THUMB

شست

THYROID

تیروئید

THYROID GLAND

غده تیروئید

TISSUES

بافت بدن

TOES

انگشتان پا

TONSILS

لوزه ها

TRACHEA

نای (مجرائي است که حنجره
را به برنشها وصل
میکند)

TRICUSPID VALVE

دریچه سه لتی

TUBE

لوله

TUMMY

شکم

UPPER ARM BONE (HUMERUS)

استخوان بازو

URETERS

حالب (لوله عبور ادرار)

URETHRA

پیشابراه (مجرایی غشایی
برای عبور ادرار از مثانه به
خارج از بدن)

URINARY BLADDER

کیسه مثانه

URINARY SYSTEM

دستگاه ادراری

URINARY TRACT

دستگاه ادراری

UTERUS

رحم، زهدان

VASCULAR

رگی ، عروقی

VEIN

ورید، رگ

VENA CAVA

شاه رگ

VENTRICLES (RIGHT AND LEFT)

بطن (راست و چپ)

VERTEBRAE

استخوان های مهره

VESSEL

رگ

WAIST

کمر

WINDPIPE

نای

WISDOM TOOTH

دندان عقل

WOMB

رحم

WRIST BONES
(CARPUS)

استخوانهای مچ دست

HOSPITALS AND CLINICS

ADMISSIONS

پذیرش

ADVICE NURSE

پرستار مشاوره

ALREADY CONFIRMED

از قبل تایید شده

ATTENDING PHYSICIAN

پزشک کشیک، پزشک معالج حاضر

AUTHORIZATION FORM

اجازه نامه

AUTHORIZE

اجازه دادن/ تصویب کردن

BED PAN

لگن بیمار

BED REST

استراحت در بستر

BLOOD BANK

بانک جمع اوری خون

BLOOD DRIVE

جشن اهدای خون

BLOOD PRESSURE CUFF METER

کاف فشار خون/ دستگاه فشار سنج

BOOK AN APPOINTMENT

وقت گرفتن رزرو کردن، تعیین وقت کردن

BREATHE DEEPLY

نفس عمیق بکش

BY MOUTH

داروی خوراکی

CARDIOLOGY

تشخیص و درمان بیماریهای قلبی

Care Provider

کسی که مراقبت از
مریض فراهم میکند

Care-giver

پرستار، مددیار

Chiropodist

دکتر پا

Chiropractic

کایروپراکتیک (نوعی سیستم مراقبت بهداشتی غیر دارویی و غیرجراحی که براساس قابلیت خود ترمیمی بدن و اهمیت عمده دستگاه عصبی در حفظ سلامت استوار است. هدف از درمان، حذف محرکهایآسیبرساننده به دستگاه عصبی و بازگرداندن عملکرد مناسب است. سریعترین روش درمان، دستکاری نخاعیاست که عمدتا درمورد شکایات عصبی و عضلانی انجام میشود.)

Chiropractor

ماساژدرمانگر

Colonoscopy

کولونوسکوپی (آزمایش به وسیله دستگاهی به نام کولونوسکوپ که درون روده بزرگ یا کلون و مقعد را می بینند)

Consent

رضایت، اجازه

Coroner

پزشکی قانونی

Delivery Room

اتاق زایمان

Delivery Table

تخت زایمان

Dermatology

تشخیص و درمان
بیماریهای پوستی

Diagnose

تشخیص دادن

Diagnosis

تشخیص

Dietetics

علم تغذیه

Dietician

متخصص یا کارشناسِ
تغذیه

Discharge Instructions

دستورالعمل های مراقبت های پس از عمل

Doctor's Office

مطب دکتر

Drugstore

داروخانه

Emergency Room (ER)

اورژانس

Endocrinology

تشخیص و درمان بیماریهای هورمنی

Gastroenterologist

متخصص بیماریهای معده و روده

Gastroenterology

مطالعه معده و روده و بیماری های آن

Gastroenterology

تشخیص و درمان بیماریهای دستگاه گوارشی

GP - General Practitioner

دکتر عمومی

Gynecologist

پزشک زنان

Gynecology

تشخیص و درمان بیماریهای زنان

Hematologist

متخصص خون، هِماتولوژیست

Hematology

خون شناسی، تشخیص و درمان بیماریهای خونی

High Patient Acuity

نیاز زیاد بیمار به مراقبت پرستاری

Inpatient

بیمار بستری (در بیمارستان)

INTENSIVE CARE UNIT ICU

آی سی یو (بخش مراقبت های ویژه)

INTERNSHIP

کارورزی

LABOR ROOM

اتاق زایمان

LAPAROSCOPY

لاپاروسکوپی

LASER SURGERY

جراحی با لیزر

LIFELINE SERVICES

'خدمات خط زندگی' (برنامه هشدارهای پزشکی جزو مزیت های فدرال ایالت متحده)

MATERNITY HOSPITAL

زایشگاه

MATERNITY WARD

بخش زایمان

MEDICAL BOARD

کمیسیون پزشکی

MEDICAL EXAMINATION

معاینه پزشکی

MEDICAL EXCUSE

عذر (دلیل) پزشکی

MEDICAL HISTORY

تاریخچه ی درمانی

MEDICAL JURISPRUDENCE

پزشکی قانونی

MEDICAL PRACTITIONER

پزشک عمومی

MEDICAL TREATMENT

درمان با دارو

MEDICAL UNIT/WARD

(در بیمارستان) بخش عمومی

NEUROLOGY

تشخیص و درمان
بیماریهای سیستم عصبی

NEUROLOGY DEPARTMENT

بخش عصب شناسی

NURSE

پرستار

NURSE'S STATION

دفتر پرستاران

NURSERY

(در بیمارستان) اتاق
نوزادان، مهد کودک

NUTRITION

تغذیه، علم تغذیه؛ غذا،
ماده یا مواد غذایی

OCCUPATIONAL THERAPY

فعالیت درمانی، کار
درمانی

ONCOLOGIST

متخصص تومور و
سرطان، تومورشناس

ONCOLOGY

تومورشناسی، تشخیص و
درمان بیماریهای سرطانی

OPERATING ROOM

اتاق عمل، اتاق جراحی

OPHTHALMOLOGIST

متخصص چشم پزشک

OPHTHALMOLOGY

تشخیص و درمان
بیماریهای چشمی

OPTOMETRIST

متخصص بینایی سنجی،
بینایی سنج؛ عینک

ORTHODONTICS

ارتودونسی

ORTHODONTIST

ارتودونس

OSTEOPOROSIS

بیمارری پوکی استخوان

OUTPATIENT

بیمار سرپایی

Over-the-counter Medication

داروهای بی نیاز به نسخه

Oxygen

اکسیژن

Pathology

آسیب شناسی بیماری ها، تشخیص ماهیت اساسی بیماریها

PCP – Primary Care Physician

پزشک عمومی

Physiotherapist

فیریوتراپیست، متخصص فیریوتراپی

Physiotherapy

فیزیوتراپی

Podiatrist

متخصص پا، پزشک پا

Podiatry

پزشکی پا، پا پزشکی

Prescription

نسخه

Primary Health Care

درمان بوسیله پزشک عمومی

Private Room

اتاق خصوصی

Psychology

تشخیص و درمان بیماریهای روحی-روانی

Radiology

رادیولوژی، پرتو شناسی، تشخیص و درمان بیماریها با استفاده از اشعه ی ایکس

Rebook an Appointment

دوباره وقت گرفتن

Recovery Room

اتاق مراقبت های پس از عمل

RECUPERATE

دوره نقاهت خود را گذراندن؛ بهبود یافتن، شفا یافتن

RECUPERATION

بهبود

TO REFER

ارجاع دادن

REFERRAL

معرفی نامه، ارجاع نامه

REHABILITATION

توان بخشی، ترمیم، مرمت

RELAXED

آرام

RELEASE FORM

اجازه نامه

RESPIRATORY

تنفسی

RHEUMATOLOGY

تشخیص و درمان بیماری اختلالات روماتیسمی

RINSE

شکستن، شستشو دادن

SPECIALIST

متخصص

SPEECH PATHOLOGY

گفتار درمانی

SPHYGMOMANOMETER

فشارخون سنج

STETHOSCOPE

گوشی طبی

STOOL

مدفوع

TEMPERATURE

درجه حرارت

THROB

(قلب، نبض-شدید) زدن، تپیدن،تپش داشتن/(دندان، سر، گوش) زق زق کردن

UNDER TREATMENT

تحت درمان

UROLOGIST

متخصص مجاری ادرار

WAITING ROOM

اتاق انتظار

WEIGHT

وزن

WIC PROGRAM WOMEN INFANT AND CHILDREN PROGRAM

تامین تغذیه نوزاد، مادر و کودک (برنامه دولتی ایالت متحده برای)

X-RAY UNIT

رادیو گرافی، واحد اشعه ایکس

ABDOMINAL DELIVERY

زایمان شکمی

ABDOMINAL PREGNANCY

حاملگی شکمی

ABORTION

سقط جنین

AFTERBIRTH

جفت خارج شده از رحم پس از زایمان(جنین)

AMNIOCENTESIS

آمنیوسنتز، درونه شاره کشي

AMNIOTIC FLUID

مایع آمینون

AMNIOTIC FLUID

مایع آمنیون (جنین رو پوشش میده)

ANGUISH

درد روحی بیش از حد

AT TERM BIRTH

تولد در پایان مدت نرمال حاملگی

BEAR DOWN

زور بده، فشار بده

BIRTH

تولد

BIRTH CANAL

راه حرکت مولد

BIRTH CONTROL

کنترل زاد و ولد

BIRTH INJURY

آسیب هنگام تولد

BLEEDING

خون ریزی

BLOATING

پف کرده، (معده) نفخ کرده

BLOCK

قطع مسیر

BODILY CHANGES

تغییرات فیزیکی

BOTTLE-FED

(کودک) شیر خشک خورده

BOWEL MOVEMENT

اجابت مزاج، مدفوع

BREAST

پستان

BREAST CARE

مراقبت از پستان

BREAST FEED

شیرخود دادن

BREAST MASS

توده پستان

BREAST MILK

شیر مادر

BREAST PUMP

دستگاه شیر دوشیدن

BREAST SELF-EXAMINATION

معاینه شخصی پستان

BREAST TENDERNESS

حساسیت، التهاب پستان

BREECH DELIVERY

تولد با پا

BULGE

برآمدگی شکم، برجسته شدن، بیرون زدن

BURNING SENSATION

احساس سوزش

C-SECTION

سزارین

CEREAL

غلات صبحانه، برشتوک

CERVICAL

(مربوط به) گردن رحم

CERVICAL CANCER

سرطان گردن رحم

CERVICAL PREGNANCY

حاملگی گردن رحم

CERVICAL SMEAR

نمونه برداری از گردن رحم

CERVIX

گردن رحم

CESAREAN DELIVERY

زایمان سزارین

CESAREAN SECTION

سزارین

COLIC

دل درد، دل پیچه

COLOSTRUM

آغوز

COMPLICATED LABOR

وضع حمل دشوار

CONSISTENCY

یکپارچگی؛ سفتی

CONTRACTIONS

درد زایمان

CRACKED NIPPLES

شقاق نوک پستان/ترک خورده

CRADLE

گهواره

CRANKINESS

تحریک پذیری

CRIB

تخت نوزاد

DELIVER

زایدن، به دنیا آوردن

DELIVERY

زایمان، وضع حمل

DIAPHRAGM

دیافراگم، حجابِ حاجز

DISCHARGE

خونابه، چرک، ترشح/
مرخص کردن بیمار

DOUCHE

شستشو بینی یا گوش

DRY LABOR

زایمان خشک (زایمانی که
در آن کیسه آب قبل از اینکه
عکس‌العمل رحم شروع شود،
پاره نشود)

DRYNESS

خشکی

DUE DATE

موعد مقرر

DYSMENORRHEA

دیسمنوره، قاعدگي
دردناک

ECTOPIC PREGNANCY

حاملگی خارج رحمی

EGG

تخمک

ENDOMETRIOSIS

حالتي که در آن بافتهاي
شبیه مخاط رحم بطور نا
بجا در
کانونهاي مختلف در حفره
لگن پیدا میشوند

ENDOMETRIUM

بافتهاي مخاط رحم، پرده
درونی زهدان

ENGORGED

تورم ناشی از انباشتگی
رگ ها از مایعات

EPISIOTOMY

اپیزیوتومي ، برش فرج،
(شکافتن میاني یا طرفي مهبل
در جریان زایمان براي
جلوگیري از پارگي خود بخود
و نا مناسب آن)

ESTROGEN REPLACEMENT THERAPY

درمان جایگزینی با
(هورمون) استروژن

EXPRESS THE MILK

شیر دوشیدن

FALLOPIAN TUBE

لوله رحم، لوله شیپوری

FALSE LABOR

درد زایمان اشتباه

FAMILY PLANNING

تنظیم خانواده

FEEDING

تغدیه، غذا خوردن

FEMALE STERILITY

نازایی زنان

FERTILITY COUNSELING

مشاوره باروری

FERTILIZATION TREATMENT

درمان تلقیح، بارور کردن

FETAL

مربوط به جنین، جنینی

FETUS

جنین

FIBROID TUMOR

فیبروم، لیفی، رشته ای، بافتی، تومور لیفی

FLUIDS

مایعات

FORMULA

شیر خشک، غذای نوزاد

FRIGIDITY

سرد مزاجي، ناتواني زن در بهره وري از لذت جنسي، لذت نبردن زن از مقاربت

FSH FOLLICLE STIMULATING HORMONE

هورمون محرک فولیکول FSH

Genetic Counseling

مشاوره ژنتیک

Genetic Trend

حرکت، جهت، گرایش ژنتیکی

Give Birth

به دنیا آوردن

Growth and Development

رشد و بزرگ شدن

Hind Milk

شیر مغذی و غلیظی که پس از آغوز(شیر اولیه) در پروسه شیر دهی تولید می شود

Hormonal Treatment

درمان هورمونی

Hot Flashes

گرگرفتگی

Hysterectomy

هیسترکتومی/رحم برداری

In Labor

در حال زایمان، وضع حمل

Induced Abortion

سقط جنین عمدی

Induced Labor

زایمان با تحریک

Infertile

نابارور

Invitro Fertilization

بارور سازی در لوله آزمایش، به طور آزمایشگاهی

Irritability

تحریک پذیری

IUD Intra-uterine Device

دستگاه داخل رحمی

IUD INTRAUTERINE DEVICE

آی یو دی (دستگاه درون رحمی برای پیشگیری از بارداری)

LABIA

لب های فرج

LABOR AND DELIVERY

زایمان و وضع حمل

LABOR PAINS

درد زایمان

LACTATION

ترشح شیر، ایجاد شیر

LAMAZE METHOD

روش لامازدر زایمان

LATCH ONTO (BREAST)

خود را به پستان چسباندن (بچه)

LIVE BIRTH

بچه ای که زنده به دنیا می آید

LOP LENGTH OF PREGNANCY

طول مدت بارداری

LUKEWARM

ولرم

MAMMOGRAM

ماموگرافی

MENOPAUSE

يائسگي

MENSTRUATION

قاعدگي

MENSTRUATION

دوره قاعدگی

MIDWIFE

ماما

MILK PUMP

پمپ شیردوشی

Milk Supply

ذخیره شیر

Miscarriage

سقط جنین

Morning After Pill

قرص بعد از همخوابگی جهت جلوگیری از حاملگی

Morning Sickness

ویار، حالت تهوع صبحگاهی

Mucus

بلغم، مخاط، ترشحات

Multiple Birth

تولد چندگانه، دوقلو، سه قلو، چهار قلو، پنج قلو...

Multiple Pregnancy

بارداری چند قلو

Narrow Hips

لگن باریک

Night Sweats

عرق شبانه

Nipple Discharge

ترشح از نوک سینه

Norplant (a subdermal contraceptive implant, usu. effective for 5 years)

نورپلانت (ایمپلنت پیشگیری از بارداری)

Nursing Pads

پد برای مهار نشد شیر مادر که در سوتین گذاشته میشود

Oral Contraceptive Pills

قرص جلوگیری

Ovarian Cyst

کیست تخمدان

Ovarian Pregnancy

حاملگی تخمدانی

OVARY

تخم دان

OVERACTIVE BLADDER

مثانه بیش فعال

OVIDUCT

لوله رحمی، لوله فالوپ، مجرای عبورتخم، تخمراهه

PARTURIENT

شخصی باردار که نزدیک زمان زایمان است

PASS A CLOT

دفع کردن لخته خون

PELVIC EXAMINATION

معاینه لگن

PERIOD

پریود

PERMANENT STERILITY

ناباروری یا عقیمی دائم

PLACENTA

جفت (اندام عروقی غشایی که جداره رحم را پوشش می دهد)

POST TERM BIRTH

تولد پس از مدت

PRECIPITATE LABOR

زایمان پیش از موعد به وجود آوردن

PREGNANCY

بارداری

PREGNANCY

بارداری، حاملگی

PREMATURE

زود رس

PREMATURE BIRTH

تولد نوزاد زود رس

PREMATURE LABOR OR DELIVERY

زایمان زود رس

PRENATAL

پیش از تولد/ زایمان

PROLONGED LABOR

زایمان طولانی

PUMP OUT THE MILK

پمپ کردن شیر

SANITARY NAPKINS OR PADS

نوار بهداشتی

SCRAPING

خراش دادن، تراشیدن

SORE NIPPLES

نوک پستانهای دردناک

SPITTING UP

بالا آوردن (وقتی نوزاد کمی شیر اضافه خورده را بالا می آورد)

SPONTANEOUS ABORTION

سقط جنین خود به خودی

SPONTANEOUS LABOR

زایمان خود به خودی

SPOTTING

لک شدن، لک کردن

STAGES OF LABOR

مراحل زایمان

STERILITY

ناباروری

STERILITY

نازايي، عقيمي

STILL BIRTH

تولد جنین مرده

STILL BIRTH

مرده زایی، نوزاد مرده

STILLBORN

مرده زاد، سقط شده

STOMACH CRAMPS

شکم درد، دل درد

TAMPON

تامپون

THERAPEUTIC ABORTION

سقط جنین قانونی برای نجات جان مادر

THREATENED ABORTION

خطر سقط جنین

TRAINED MIDWIFE

ماما آموزش دیده

TUBAL PREGNANCY

حاملگی در لوله رحمی به جای رحم

TWIN PREGNANCY

بارداری دوقلو

UMBILICAL CORD

بند ناف

UNTRAINED MIDWIFE

ماما آموزش ندیده

URINE

ادرار

UTERINE CRAMPS

گرفتگی عضلات رحم

UTERINE LINING

جدار، دیواره رحم (رحمی)

UTERINE TENDERNESS

التهاب، حساسیت رحم

VAGINAL BLEEDING

خونریزی مهبلی

VAGINAL CREAM

کرم مهبلی

VAGINAL DISCHARGE

ترشحات مهبلی

VAGINAL DRYNESS

خشکی مهبلی

VAGINAL JELLY

ژل مهبلی

VAGINAL LUBRICANT

روان کننده مهبلی

VAGINAL YEAST INFECTION

عفونت قارچی مهبلی

WATERY DISCHARGE

ترشحات آبکی

WEAN

از پستان گرفتن، از شیر مادر گرفتن

WELL BABY CARE

مراقبت از کودک سالم

SURGERY

ANESTHESIA

بیهوشی

ANESTHESIA (GENERAL)

بیهوشی عمومی

ANESTHESIA (LOCAL)

بیهوشی موضعی

ANESTHESIOLOGIST

متخصص بیهوشی

ANESTHESIOLOGY

علم بی هوشی

ANESTHETIC (GENERAL, REGIONAL OR LOCAL)

داروی بیهوشی (عمومی یا موضعی)

ANESTHETIZE

بیهوش کردن

ANGIOGRAPHY (THE X-RAY STUDY OF THE BLOOD VESSELS USING A DYE)

آنژیوگرافی: مطالعه ی شریان ، عروق خونی یا رگ های خونی از طریق ایکس ری. دستگاه آنژیو گرام از ماده رنگ استفاده می کند تا شریان زیر اشعه ایکس واضح تر بشوند.

ANGIOPLASTY (SURGICAL REPAIR OR UNBLOCKING OF A BLOOD VESSEL, ESPECIALLY A CORONARY ARTERY)

آنژیو پلاستی: تعمیر یا باز کردن رگ مسدود شده به ویژه سرخ رگِ تاجی (شریان اکلیلی)

APPENDECTOMY

عمل جراحی آپاندیس

ARTERIOGRAPHY (TYPE OF ANGIOPLASTY THAT INVOLVES THE STUDY OF THE ARTERIES AND BLOOD VESSELS)

آرتریوگرافی- نوعی از آنژیو که رگهای خونی یا آرتری را بررسی می کند.

BLOOD TRANSFUSION

انتقال، تزریق خون

BYPASS SURGERY

جراحی بای پس عروق

DILATION AND CURETTAGE

اتساع و کورتاژ

DRAINAGE

تخلیه مایعات و ترشحات از جراحت و زخم

DRESSING

زخم بندی، پانسمان، باند، گاز، مرهم

EPIDURAL ANESTHESIA

بیهوشی اپیدورال/ بي حس کننده نخاعي

EXCISION

در آوردن عضو یا قسمتی از بافت بدن با عمل جراحی

EXTRACT

بیرون آوردن (دندان)

EXTRACTION

بیرون کشیدن دندان

FORCEPS

فورسپس، انبرک، انبرقابلگی، پنس

HEMORRHAGE

خونریزی (کردن) (شدید- داخلی)

INCISION

برش، شکاف، بریدن

INTRAAORTIC BALLOON PUMP

بالون پمپ داخل آئورت

INTRAVENOUS

داخل رگ، داخل وِرید

LABOR

زایمان

LYMPH NODE REMOVAL

برداشتن غدد لنفاوی

(سرطان سینه)

OPERATE

عمل جراحی کردن

OPERATION

عمل جراحی

POST-OPERATIVE TESTS

آزمون های بعد از عمل

PRE-OPERATIVE TESTS

آزمایش های قبل از عمل

PREOPERATIVE MEDICAL VISIT

بازدیدهای پزشکی قبل از عمل

SEDATION

مسکن، آرام بخش

SIPS OF WATER

جرعه آب

STAPLES

به هم دوختن، منگنه کردن

STERI-STRIPS

یک جور چسب زخم

STERILIZATION

استریل کردن، ضدعفونی، گند زدایی

STITCHES

بخیه

STRENUOUS ACTIVITY

فعالیت شدید/توانفرسا/کمرشکن

STUFFED

پر شده

SURGEON

جراح

SURGERY

عمل جراحی

SURGICAL PROCEDURE

پروسه جراحی

SURGICAL WARD

بخش جراحی

SURGICALLY SCRUB

جراح دست ها و بازوهای خود را پیش از عمل شستن

SUTURE

بخیه (کردن)

SYRINGE

سرنگ

TRANSFUSION

انتقال، تزریق خون

TRANSPLANT

عمل پیوند عضو، پیوند زدن

TRIAGE

تعیین الویت درمان..رج (برای بیماران-در بندی اورژانس،میدان جنگ)

TRIAGE NURSE

پرستاری که مسئولیت تعیین الویت بر عهده دارد

TUBAL LIGATION

بستن/انعقاد لوله های رحمی

UNDERGO SURGERY

تحت عمل جراحی

VITAL SIGNS

علائم حیاتی

IMMUNIZATIONS

ADDITIONAL SHOTS

تزريقهای تکمیلی

BOOSTER SHOTS

تزريقهای تکمیلی

CHICKEN POX

آبله مرغان

DIPHTHERIA

دیفتری

DTP (3 IN 1 VACCINATION OF DIPHTHERIA, TETANUS AND PERTUSSIS)

سه واکسن در یک تزریق دیفتری، کزاز، سیاه سرفه (دی تی پی)

GERMAN MEASLES/RUBELLA

سرخجه

GIVE A SHOT

آپول زدن

HEPATITIS B

هپاتیت B

HIB (A ROUTINE VACCINE USED TO PREVENT HAEMOPHILUS INFLUENZA TYPE B INFECTION)

واکسن HIB

(واکسن برای ایمن سازی از انفلونزا ی هموفیلوس نوع B)

IMMUNIZATION

ایمن سازی

IMMUNIZATION BOOSTER SHOT

دوز تکمیل کننده ایمن سازی

IMMUNIZATION CHART

جدول ایمن سازی

IMMUNIZATIONS

واکسن

IMMUNIZE

مصونیت دادن

INFLUENZA

آنفلوانزا

MEASLES

سرخک

MENINGITIS

التهاب پرده های مننژ

MMR

سرخک، اوریون،
سرخجه

MUMPS

اوریون

PERTUSSIS

سیاه سرفه

PNEUMONIA

ذات الریه، التهاب ریه،
سینه پهلو

POLIO

بیماری فلج اطفال

RABIES

بیماری هاری

ROTA VIRUS

روتاویروس

RUBELLA

سرخجه، سرخک آلمانی

SMALLPOX

ابله ،مرض ابله

SYRINGE

سرنگ

TETANUS

کزاز

TUBERCULOSIS

سل

TYPHOID

حصبه، تب تیفوئید،
حصبه

VACCINATE

واکسن زدن، به

VACCINATION

واکسن، ایمن سازی

WHOOPING COUGH (PERTUSSIS)

سیاه سرفه، خروسک

YELLOW FEVER

تب زرد

MALE ISSUES

ANDROPAUSE

آندروپوز

BURNING SENSATION

احساس سوزش

CIRCUMCISE

ختنه کردن

CIRCUMCISION

ختنه

ERECTILE DYSFUNCTION

اختلال نعوظ

ERECTION

نعوظ

FORESKIN

پوست ختنه گاه

GROIN

کشاله ران

JOCK ITCH

عفونت قارچی در کشاله ران

JOCK STRAP

بیضه بند

MALE ISSUES

مسائل مردان

PENIS

آلت مردانه

PROSTATE

غده پروستات

SCROTUM

کیسه بیضه

SPERM

نطفه

TESTICLES

بیضه ها

UREA

اوره

URINATE

ادرار کردن

VASECTOMY

عمل جراحی و برداشتن
مجرای ناقل نطفه برای
عقیم کردن

MEDICAL PREFIXES, TYPES OF PAIN AND VARIOUS OTHER TERMS

ABDOMINO-
(ABDOMEN)

مربوط به شکم

ACRONYM

مخفف

ACUTE (RAPID ONSET, SEVERE COURSE, SHORT DURATION)

شروع شدید و ناگهانی با دوام کوتاه

ALLERGEN

آلرژی زا

ANTERO- (FRONT)

مربوط به جلو

APNEA-
(CESSATION OF RESPIRATION)

قطع شدن نفس

BACTERIA

باکتری

BEE VENOM

زهر زنبور عسل

BLOOD CLOT

لخته خون

BRADYCARDIA
(LESS THAN 60 BPM)

کند شدن ضربان قلب (با کاهش تعداد ضربان قلب به ۶۰ ضربه در دقیقه)

BRADYPNEA
(RATE OF 8-9 BPM)

کند شدن نفس (با ۸ الی ۹ نفس در دقیقه)

BRONCHO-
(LUNGS)

مربوط به شش

BURNING

سوزش

CERVICO- (NECK OR UTERUS)

مربوط به گردن یا رحم

CHARACTERISTICS

خصوصیات

CHRONIC (LONG DURATION)

مزمن، تداوم طولانی
مدت

COCCYGO- (TAILBONE)

مربوط به استخوان دم دار

COMPLAINT

شکایت، ناراحتی

COMPLIANCE

رعایت برنامه درمانی

CONTRAINDICATED

توصیه نمی شود

CRANIO- (SKULL)

مربوط به جمجمه/کاسه
سر

CURE

درمان، معالجه

DIAGNOSIS

تشخیص

DIGESTION (OF FOOD)

هضم غذا

DISEASE

بیماری

DULL PAIN

درد کند

EAR WAX

موم گوش

EPITHELIO- (SURFACE, SKIN)

مربوط به پوشش سلولی
سطوح داخلی و خارجی
بدن

EPONYM (DISEASE NAMED AFTER A PERSON)

نام بیماریهایی بر گرفته
از نام شخص

ESOPHAGO- (THROAT TO STOMACH)

مربوط به مری

EXHALATION

باز دم

FEMALE

مؤنث

FLEA

کک

FLUIDS

مایعات

FRECKLES

کک و مک

GENERAL

عمومی

HARMFUL EFFECTS

اثرات مضر

HEART RATE (PULSE) (NORMAL BET. 60-80 BPM)

نبض (بین ۶۰ الی ۸۰ تپش در دقیقه

HEPATO- (LIVER)

مربوط به کبد

HYPERPNEA- (RAPID AND DEEP BREATHS AT A RATE OF OVER 25 BPM)

نفس بیش از حد تند و عمیق (بیشتر از ۲۵ نفس در دقیقه)

IDENTITY

هویت

INFLAMMATION

التهاب، ورم

INHALATION

دم

LAPARO- (ABDOMEN)

مربوط به پهلو

LARYNGO- (VOICE BOX)

مربوط به حنجره

LATERO- (SIDE)

مربوط به پهلو

LICE

شپش

LOCAL

محل، متمرکز شده

LUMBO- (WAIST)

مربوط به کمر یا پهلو

LYMPHO- (LYMPH)

مربوط به غدد لنفاوی

MALE

مذکر

MENSTRUAL CRAMPS

دل درد (قاعدگی زنان)

MOLD

قالب، کپک

MUSCLE CRAMPS

گرفتگی عضله

NAUSEATING PAIN

درد تهوع آور، دل بهم خوردگی، دل آشوبی

NUMB

بیحس

NUMBNESS

بیحسی

PARASITE

انگل

PAROXYSMAL (SUDDEN ONSET, RECURRING PERIODICALLY)

شروع ناگهانی، هر چند وقت به چند وقت

PEELING

پوسته پوسته شدن

PELVO- (PELVIC)

مربوط به لگن خاصره

PERITONEO- (MEMBRANE SURROUNDING THE ABDOMEN)

مربوط به صفاق (غشای سروزی پوشاننده دیواره های حفره شکمی و لگنی)

PHARYNGO- (THROAT)

مربوط به گلو

PIERCING PAIN

درد ناگهان، تیز و کم مدت

PINS AND NEEDLES

گز گز شدن

PLEURO- (PLEURA)

مربوط به پرده جنب (غشای سروزی پوشاننده ریه)

POSTERO- (BACK, BEHIND)

مربوط به پشت یا کمر

POUNDING

ضربان

PRESSURE

فشار

PROGNOSIS

پیش بینی مرض

PUBERTY

زمان بلوغ

PULSING PAIN

دردی که میاد و میره مثل تپش نبض

REMISSION (DISAPPEARANCE WITHOUT CURE)

بهبودی بیماری

RESPIRATION

تنفس

RESPIRATION RATE (16-18 BREATHS PER MIN)

سرعت تنفس (باید بین ۱۶ الی ۱۸ نفس در دقیقه باشد)

SACRO- (SACRUM)

مربوط به استخوان خاجی

SCALY

فلس دار

SEVERE

شدید

SHARP PAIN

درد تیز

SHIFTING PAIN

درد محرک، با حالت جا به جا شدن

SIGN (OBJECTIVE)

علائم (قابل مشاهده)

SORE

حساس، ملتهب

SPINO- (SPINE)

مربوط به ستون فقرات

SPUTUM

خلط سینه

STIFFNESS

خشکی بدن (عضلات که بر اثر التهاب، موقتا قابل انعطاف نیست)

SWELLING

التهاب

SYSTEMIC (WHOLE BODY)

سیستمیک، مربوط به کل بدن

TACHYCARDIA (MORE THAN 100 BPM)

ضربان قلب بیش از ۱۰۰ بار در دقیقه

TACHYPNEA (RAPID AND SHALLOW BREATHS)

نفس تند و سطحی

TENDER

حساس، ملتهب

THORACO- (CHEST)

مربوط به قفسه سینه

THROBBING PAIN (PAIN ON ONE SIDE OF THE HEAD – MIGRAINE PAIN)

دردی که میاد و میره مثل تپش نبض

TICK

کنه

TINGLING

احساس گز گز

TRACHEO-
(WINDPIPE)

مربوط به نای

UNEXPLAINED

بدون دلیل

VERTEBRO-
(VERTEBRA)

مربوط به مهره ستون
فقرات

WASTE
PRODUCTS

مواد زاید

PART TWO: PERSIAN TO ENGLISH

بیماریها و علائم آن

آب ریزش چشم، اشک ریزش

WATERY EYES

آب مروارید

CATARACTS

آبریزش بینی

RUNNY NOSE

آبسه دهان، تبخال، تاول

COLD SORE

آپاندیسیت، التهاب روده کور

APPENDICITIS

آدم عصبی

NEUROTIC PERSON

آریتمیا یا آریتمی قلبی (به معنی غیرطبیعی بودن ریتم تپش قلب است)

ARRHYTHMIA

آسم

ASTHMA

آسمی/ مبتلا به

ASTHMATIC

آلرژی به گرده

POLLEN ALLERGY

آنفلوآنزای معده

انحراف کمر

BACK DEVIATION

انحراف کمر

POSTURAL DEVIATION

اجابت مزاج، کار کردن
روده ها، مدفوع کردن

BOWEL
MOVEMENT

احساس خارش

ITCHINESS

احساس سوزش

BURNING
SENSATION

اختلال وسواسی اجباری
ناخودآگاه

OCD OBSESSIVE
COMPULSIVE
DISORDER

ارتعاش یا لرزش قلب،
تپش یا ضربان قلب

HEART
PULSATION

استرس، تحت فشار

STRESS

اسهال

DIARRHEA

افتادگی رحم

DROOPING
UTERUS

التهاب مغزی (مننژیت)

BRAIN FEVER

التهاب مغزی، مننژیت

MENINGITIS

امفیزم (اتساع مجاری و حباب
های ریه)

EMPHYSEMA

انباشته از مایعات، خلط و
یا خون (مغز، شش)

CONGESTION

انسداد

BLOCKAGE

انسداد (گرفتگی) مجاری
عبور غذا
FOOD BLOCKAGE

بازشدگی، پکیدن فتق
ترکیدن،پارگی

RUPTURED
HERNIA

بیماری های منتقله از راه جنسی

SEXUALLY TRANSMITTED DISEASE

بینی گرفته، زکام

STUFFED UP

بیهوش شدن، غش کردن، از حال رفتن

PASS OUT

پرخون (مغز، شش)

CONGESTED

پیچ خوردگی ، در رفتن، رگ به رگ شدگی

(مفصل، رباط، مچ دست و پا...)

SPRAIN

پینه پا، برجستگی سر اولین استخوان متاتارس که منجر به جا به جایی انگشت شست پا میشود.

BUNION

تاری دید

BLURRY VISION

بدن درد

BODY ACHE

بر هم فشردن (فک، دندان)

CLENCH

برآمدگی

BUMP

برونشیت

BRONCHITIS

بی میلی، خستگی، بی حالی، بی تفاوتی

LISTLESSNESS

بیماری روانی -عصبی

NEUROSIS

بیماری قلبی

HEART DISEASE

بیماری های شایع

COMMON DISEASES

تاول

Blister

تب روماتیسمی

Rheumatic Fever

تب مخملک

Scarlet Fever

تب یونجه

Hay Fever

تپش قلب

Heart Palpitation

ترش کردن، سوزش معده

Acid Reflux

ترش کردن، سوزش معده

Heartburn

تشنج، غش، حمله؛ حمله صرع؛ حمله قلبی، سکته

Seizure

تصلب شرایین، سخت شدن شرایین

Arteriosclerosis

تعرض، آزار، اذیت، مزاحمت؛ حملات مکرر، هجوم های پیاپی

Harassment

تنگی نفس

Tightness

تنگی نفس

Shortness of Breath

تهوع (حالت)، دل بهم خوردگی

Nausea

تیک عصبی ، اختلال روانی

Nervous Tic

جابجا شده، درآمده (استخوان، اندام) دررفتگی، جابجایی

Dislocated

جای یا اثرِ زخم

Scar

جوش غرور، آکنه

Acne

چرک

PUS

حمله صرعی (مربوط به) صرع، غش

EPILEPTIC SEIZURE

خارش

ITCH

خاریدن

ITCHING

خرابی، پوسیدگی دندان

DECAY

خراش/خراشیدگی/زخم

SCRATCH

خس خس کردن

WHEEZING

خستگی

TIRED

خستگی مفرط، کوفتگی، ماندگی

FATIGUE

خفگی

ASPHYXIA

خفه کردن/ شدن/ گرفتن؛

نفس بند آمدن

CHOKE

خلط سینه

SPUTUM

خناق

CROUP

خواب آلود

SLEEPY

خواب آلودگی

DROWSINESS

خون ریزی(کردن)(شدید- داخلی)/ خون روي، خون ریزي، خون ریزش

HEMORRHAGE

درد

PAIN

درد بیحس کننده، کرخت کننده

NUMBING PAIN

درد تهوع آور، دل بهم خوردگی، دل آشوبی

NAUSEATING PAIN

درد تیرکشنده

SHOOTING PAIN

درد حاد، بحرانی، شدید

SHARP PAIN

درد خفیف، کم

DULL PAIN

درد شدید

GRIPPING PAIN

درد فشارنده

CRUSHING PAIN

درد قسمت پایینی کمر

LOWER BACK PAIN

دفع، اجابت مزاج، تخلیه شکم

DEFECATION

دلمه (زخم)، لخته، سله

SCAB

دمل / آبسه

ABSCESS

دندان قروچه به طور غیرارادی

BRUXISM (CLENCHING AND GRINDING OF THE TEETH)

دندان ها را به هم ساییدن یا فشردن، دندان قروچه کردن

(دندان) برهم ساییدن

GNASHING/GRINDING

دندان های پوسیده

DECAYED TEETH

دوربینی (چشم)

FAR-SIGHTEDNESS

دوربینی (چشم)

HYPEROPIA

دوره، مدت های سرد و
گرم

HOT AND COLD
SPELLS

دیابت دوران حاملگی

GESTATIONAL
DIABETES

دیابت؛ مرض قند

DIABETES

دیسک لغزنده

SLIPPED DISC

زخم (زخم معده)

ULCER

زخم پوشک

DIAPER RASH

زخم شده، زخمی، زخم دار،
مجروح

ULCEROUS

زردی

JAUNDICE

زونا

SHINGLES

اسکولیوز (انحنای مهره
های ستون فقرات)

SCOLIOSIS

ساییدگی، فرسایش (معده)

EROSION OF THE
STOMACH

سردرد

HEADACHE

سرطان خون (نوعی از)،
لوسمی

LEUKEMIA

سرفه (کردن)

COUGH

سرگیجه

DIZZINESS

سرماخوردگی

COLD

سکته قلبی

HEART ATTACK

سکته قلبی

MYOCARDIAL INFARCTION

سکته مغزی

STROKE

سندرم پیش از قاعدگی

PMS – PREMENSTRUAL SYNDROME

سندرم یا نشانگان پای بی قرار

RESTLESS LEGS SYNDROME

سوراخ (دندان)، کرم خوردگی؛ حفره، گودال

CAVITY

سوزش ادرار، ادرار کردن دردناک

DYSURIA

شپش، شته

LICE

شکستگی

FRACTURE

صرع، غش، حمله

EPILEPSY

عرق

PERSPIRATION

عرق

SWEAT

عصبی

NEUROTIC

عفونت باکتریایی

BACTERIAL INFECTION

عفونت سینوسی

SINUS INFECTION

عفونت گوش

EAR INFECTION

عفونت گوش میانی

MIDDLE EAR INFECTION

عکس العمل غیر ارادی وغیرطبیعی در ناحیه حلق

IMPAIRED GAG REFLEX

علائم

SYMPTOMS

عوارض (جمع)

COMPLICATIONS

غده، توده

LUMP

غش، تشنج، حمله/ دوره ناگهانی

FIT/SEIZURE

فتق، باد فتق، غری

HERNIA

فشار آوردن به ماهیچه، آسیب رساندن به، صدمه زدن

STRAIN

فشار روحی، روانی یا عصبی

PSYCHOLOGICAL PRESSURE/STRESS

فلج کامل؛ فلج چهار دست و پا؛ فلج از گردن به پایین

QUADRIPLEGIC

قرمزی، سرخی، گلگونی

REDNESS

کبودی

BRUISE

کرخت و خسته

LETHARGIC

کم خون

ANEMIC

کم خونی

ANEMIA

کهیر، حساسیت پوستی

RASH

گرفتگی (عضله، ماهیچه)، دل پیچه، درد شکم

CRAMPING

گرفتگی (عضله)، انقباض، اسپاسم

SPASM

گرفتگی شدید و مصرعضله پا یا انگشت پا

CHARLIE HORSE

گرفتگی عضله

CRAMP

گرفتگی گوش

PLUGGED EAR

گلودرد

SORE THROAT

گلودرد استرپتوکوکی مسری، واگیردار

STREP THROAT

گوش درد

EARACHE

لخته خون

BLOOD CLOT

لرز، سرما

CHILLS

لرزش غیر ارادی در اثر سرما

SHIVERING

لرزیدن، به لرزه افتان

SHIVER

لکنت زبان (داشتن)

STUTTER

مالاریا، نوبه

MALARIA

مبتلا به مرگ مغزی

BRAIN DEAD

مبتلا به هموفیلی، هموفیل

خونریزی مغزی

HEMOPHILIAC

مداوم، پی در پی، پیوسته، بی وقفه، مستمر

CONTINUOUS

مداوم، مدام

CONSTANT

مرض سل

TUBERCULOSIS

مرگِ مغزی، مرگِ مغز

BRAIN DEATH

مریض، ناخوش، بدحال؛
حالت تهوع، دل بهم
خوردگی، دل آشوبی

SICK

مزمن

CHRONIC

مسری، واگیردار

CONTAGIOUS

مشکل ادراری

URINARY PROBLEM

مشکلات تنفسی

BREATHING PROBLEMS

مضطرب، نگران

ANXIOUS

مو برداشتن استخوان

HAIRLINE FRACTURE

نابینایی

BLINDNESS

ناتوان

DISABLED

ناراحتی قفسه سینه

CHEST DISCOMFORT

ناراحتی، درد، رنج، سختی

DISCOMFORT

نارسایی قلبی

HEART FAILURE

ناهنجاری شریانی

ARTERIOVENOUS MALFORMATION

نبض نامنظم

IRREGULAR PULSE

نزدیک بینی

MYOPIA

نزدیک بینی

NEARSIGHTEDNESS

نقص عضو، معلولیت؛ تکه
تکه یا مثله کردن

MUTILATION

ALLERGIC REACTION

واکنش نامطلوب، نا سازگار

ADVERSE REACTION

ورم لوزتین ،ورم لوزه

TONSILLITIS

وسواس؛ جنون، دیوانگی؛ شیدایی

MANIA

یبوست

CONSTIPATION

MOOD SWINGS

نوعی مرض قارچی انگشتان

ATHLETE'S FOOT

هموروئید، بوآسیر

HEMORRHOID

هموفیلی (بیماری ارثی که در آن خون دیر لخته میشود و در نتیجه اشکال در بند آمدن خونریزی پدید میآید)

HEMOPHILIA

واریس، اتساع غیر معمول ودایمی سیاهرگها

VARICOSE VEINS

آزمایشات، دارو و درمان

آزمایش تراکم استخوان

BONE DENSITY TEST

آزمایش خون

BLOOD TEST

آزمایش سونوگرافی

ULTRASOUND

آزمایش عملکرد ریوی

PULMONARY FUNCTION TEST

آزمایش معمول ادرار
شمارش گویچه های سفید خون

ROUTINE URINALYSIS

آزمایشات پزشکی

MEDICAL TESTS

آستامینوفن کدئین

ACETAMINOPHEN CODEINE

آب درمانی

HYDROTHERAPY

آتل استخوان/ تخته شکسته بندی

BONE SPLINT

آدم تحت رژیم غذایی

DIETER

آزمایش ELISA

ELIZA TEST (DETECTS THE PRESENCE OF A SUBSTANCE IN A LIQUID)

آزمایش ادرار

URINE TEST

آزمایش پوستی

SKIN TEST

آزمایش تحمل گلوکز

GLUCOSE TOLERANCE TEST

آمپول دپو پروووا/ ضد بارداری: (دپو پروورا نوعی هورمون پروژسترون است که برای جلوگیری از بارداری هر 12هفته تزریق می‌شود. مصرف آن را باید 3 تا 6 ماه پیش از تلاش برای بارداری قطع کرد زیرا حداقل 13 هفته طول می کشد تا تخمک گذاری اتفاق بیفتد)

DEPO-PROVERA SHOT

آنتی بیوتیک

ANTIBIOTIC

آنتی هیستامین

ANTIHISTAMINE

آندوسکوپی

ENDOSCOPY

اپیدورال، بیحسی نخاعی
(به ویژه هنگام زایمان)

EPIDURAL

اسپری بینی

NASAL SPRAY

اسپری تنفسی، دستگاه تنفس مصنوعی

INHALERS

اسپرین

ASPIRIN

استراحت

REST

الکتروکاردیوگرام ECG
نوار قلب

EKG OR ECG
(ELECTROCARDIOGRAM)

انسولین

INSULIN

ایبوپروفن

IBUPROFEN

بخیه

STITCHES

بد خیم

MALIGNANT

برچسب دارویی

PATCH

بسته یخ

ICE PACK

بند (برای بستن دست آسیب دیده به گردن)

SLING

پاپ اسمیر (آزمایش نمونه سلول های گردن رحم)

PAP SMEAR

پادزهر، نوش دارو، ترياق

ANTIDOTE

پاکسازی زخم

DEBRIDEMENT

پماد

OINTMENT

پمپ شستشوی معده

STOMACH PUMP

پنبه

COTTON BALLS

پنی سیلین

PENICILLIN

تجزیه شیمیایی ادرار

URINALYSIS

تراکم استخوان

BONE DENSITY

تزریق کورتون

CORTISONE INJECTION

تست استرس

STRESS TEST

تصویربرداری رزونانس مغناطیسی MRI

MRI (MAGNETIC RESONANCE IMAGING)

تنقیه، اماله؛ دستگاه تنقیه (تزریق مایعی از طریق سوراخ مقعد به داخل مقعد برای تمییز و تصفیه کردن روده ها)

ENEMA

چسب زخم

BAND-AID

چوب زیر بغل

CRUTCHES

حمام سیتز (نشستن در لگن)

SITZ BATH

حوله تر

COMPRESS

حیوانات کمک رسان

SERVICE ANIMALS

خوش خیم

BENIGN

داروهای ژنریک

GENERIC DRUG

داروی ضد انعقاد / لخته / بسته شدن خون

ANTICOAGULANT

داروی مسکن

PAINKILLER

درماپلَست (اسپری ضد درد)

DERMOPLAST SPRAY (PAIN-RELIEVING SPRAY)

دستگاه نوار مغز EEG (منحنی هایی که توسط دستگاه ثبت امواج مغز ثبت شده است)

EEG (ELECTROENCEPHALOGRAM)

دفترچه ثبت واکسن

SHOT CHART

دندان (موقتی، دایمی)

DENTURES

رژیم غذایی کم پسماند

LOW RESIDUE DIET

رژیم غذایی ویژه ایلئوستومی (دراز روده شکافی)

ILEOSTOMY DIET

رژیم غذایی؛ برنامه غذایی

DIET

روان کننده قابل محلول در آب

WATER SOLUBLE LUBRICANT

روغن کبد ماهی

COD LIVER OIL

روغن ماهی

FISH OIL

زنجبیل

Ginger

سرعت رسوبSR

SR (Sedimentation Rate)

سونوگرافی فراصوتی

Ultrasound

سونوگرام

Sonogram

سی تی اسکن (توموگرافی کامپیوتری)

CT Scan (Computed Tomography)

شستشو با آب کم فشار

Drench

شستشو با فشار آب

Flush

شستشوی دهان

Mouthwash

شمارش تعداد گلبولهای قرمز خون

RBC – Red Blood Count

شمارش کامل خونCBC

CBC Complete Blood Count

شنوایی

Hearing Test

شیاف

Suppository

شیره هامامليس، عصاره ملج

Witch Hazel

ضد اضطراب

Anti-anxiety

ضد التهاب

Anti-inflammatory

ضد باکتری کننده

Antibacterial

ضد خلط، ضد احتقان

Decongestant

ضد عفونی کننده

Antiseptic

ضد قارچ

Antifungal

ضد یبوست

Laxative

طب سوزنی

Acupuncture

عصا

Walking Cane

غذا یا رژیم غذایی (مربوط به)

Dietary

فشار

Pressure

فیزیوتراپی (PT)

Physical Therapy

قالب گرفتن، گچ گرفتن

Cast

قرص

Pills

قطره چشم

Eye drops

قند خون ناشتا

Fasting Blood Sugar

کاتترازیسیون ادراری،
سوند گذاری ادراری

Urinary Catheterization

کاتِدِر، سوند، لوله

Catheter

کت اسکن (محوری کامپیوتری توموگرافی)

CAT Scan (Computerized Axial Tomography)

کمپرس/حوله تر بهداشتی/طبی

Medicated Compress

کنترل حالت وضعیت ایستادن یا نشستن

POSTURAL CONTROL

کورتون، کورتیزون

CORTISONE

لوله گوش

EAR TUBE

ماده آرامش بخش، خواب آور، رخوت زا؛ مواد مخدر

NARCOTICS

ماموگرافی

MAMMOGRAPHY

معالجه/درمان/مداوا، دوا/درمان

MEDICATION

معاینه پزشکی

PHYSICAL EXAM

معاینه چشم

EYE EXAM

معاینه کردن، آزمایش کردن

SCREEN

معاینه مقعد

RECTAL EXAMINATION

مکمل (غذایی یا ویتامین)

SUPPLEMENT

ملین

LAXATIVE

نبولایزر، دستگاه تنفسی که دارو را با نفس کشیدن به درون ریه ها می کشد

NEBULIZER

نرم کننده مدفوع، ملین

STOOL SOFTENER

نمونه آزمایشی خون

BLOOD SMEAR

نمونه مدفوع

STOOL SPECIMEN

نوار زخم بندی/ پانسمان

BANDAGE

واکسن، تزریق

SHOT

ویتامین

VITAMINS

نوعی آب نبت برای مهار سرفه

COUGH DROP

بدن انسان

استخوان بازو

UPPER ARM BONE (HUMERUS)

استخوان ترقوه، استخوان چنبر

COLLARBONE

استخوان درشت نی

SHINBONE (TIBIA)

استخوان ران

THIGHBONE (FEMUR)

استخوان ساعد

BONE FOREARM (ULNA)

استخوان سینه، جناق سینه

BREASTBONE

استخوان کتف

SHOULDER BLADE

آئورت (شریان بزرگی که از بطن چپ منشأ میکیرد و تنه اصلی جریان خون را در سیستم شریانی عمومی تشکیل میدهد.)

AORTA

آپاندیس

APPENDIX

آدرنالین

ADRENALINE

آرنج

ELBOW

آنتی بادی/ پادتن

ANTIBODIES

ابرو

EYEBROW

اثنی عشر، دوازدهه

DUODENUM - TOP PART OF BOWEL BELOW STOMACH

استخوان کتف، شانه (هر کدام از دواستخوان بزرگ، صاف و مثلثی شکلی که قسمت پشت شانه را شکل می دهند)

SCAPULA

استخوان گونه

CHEEKBONE

استخوان لگن

HIPBONE (ILIUM)

استخوان مچ پا

ANKLEBONE
(MEDIAL MALLEOLUS)

استخوان های مهره

VERTEBRAE

استخوانهای مچ دست

WRIST BONES
(CARPUS)

اندام تناسلی

GENITALIA

انگشت

FINGER

انگشت سبابه

INDEX FINGER

انگشت وسط

MIDDLE FINGER

انگشتان پا

TOES

بازو، از شانه تا آرنج

ARM

بافت چربی بدن

FATTY TISSUE

بدون رگی

AVASCULAR

بزاق، آب دهان

SALIVA

بطن (راست و چپ)

VENTRICLES
(RIGHT AND LEFT)

بند انگشت

KNUCKLE

بینایی، دید

EYESIGHT

کف پا

FOOT

ساق پا

LEG

پاشنه

HEEL

پشت گردن، پس گردن

NAPE

پشت، قسمت عقب تن از
گردن تا لگن

BACK

پلاسما (مایع زرد خون)

PLASMA

پلک چشم

EYELID

پوست سر، پوست کله

SCALP

پیشانی

FOREHEAD

پیوند مغز استخوان

BONE MARROW TRANSPLANT

تاندون، زردپی (ماهیچه را به
استخوان وصل می کند)

TENDON

تخم چشم

EYEBALL

تخمدان

OVARY

توراکس، قفسه صدری:
قلب و شش درون این حفره
صدری قرار دارند

THORAX

تیروئید

THYROID

جدار، دیواره معده

STOMACH LINING

جمجمه، کاسه سر

SKULL

جناغ سینه

STERNUM

خونابه

BLOOD SERUM

دریچه دو لتی

BICUSPID VALVE

دریچه سه لتی

TRICUSPID VALVE

دریچه نای، اپیگلوت

EPIGLOTTIS

دریچه نیمه هلالی

SEMILUNAR VALVE

دست

HAND

دست، پا

LIMB

دستگاه

SYSTEM

دستگاه ادراری

URINARY TRACT

جهاز

ORGAN

چال، فرورفتگی

DIMPLE

چانه

CHIN

چربی خون، لیپید

LIPID

چشم

EYE

حدقه، حفره چشم، گوده چشم

EYE SOCKET

حنجره، فاصله بین تارهای صوتی

LARYNX

خلط (تولید شده در دماغ و گلو)

PHLEGM

خون

BLOOD

دستگاه گوارش

DIGESTIVE SYSTEM

دندان عقل

WISDOM TOOTH

دندانها

TEETH

دنده، استخوان دنده

RIB

دهان

MOUTH

دهلیز (راست و چپ)

ATRIA (RIGHT AND LEFT)

دیافراگم، حاجز، حجاب

DIAPHRAGM

دیسک کمر

BACK DISC

رباط، لیگمان (استخوان را به استخوان وصل میکند)

LIGAMENT

رحم

WOMB

رحم، زهدان

UTERUS

رگ

VESSEL

رگی ، عروقی

VASCULAR

روده بزرگ

LARGE INTESTINE

روده بزرگ، قولون

COLON

روده کوچک

SMALL INTESTINE

زائده آپاندیس

APPENDIX

زانو

KNEE

سرخرگ، شریان- خون را
از قلب به بقیه بدن میبرد.

ARTERY (ONE OF THE TUBES THAT CARRIES BLOOD FROM YOUR HEART TO THE REST OF YOUR BODY)

سرخرگچه، شریانچه

ARTERIOLE (ONE OF THE SMALL TERMINAL BRANCHES OF AN ARTERY, ESPECIALLY ONE THAT CONNECTS WITH A CAPILLARY)

سرین، کفل، باسن

BUTTOCKS

سوخ و ساز بدن

METABOLISM

سوراخ (دندان)، کرم
خوردگی؛ حفره، گودال

CAVITY

سوراخ بینی

NOSTRIL

سیاه رگ ریوی

PULMONARY VEIN

زخم اثنی عشر

DUODENAL ULCER

زیر بغل (چاله)

ARMPIT

ساق پا ـ قسمت جلویی پا

SHIN

ساقه مغز، بصل النخاع

BRAIN STEM

ستون فقرات

BACKBONE

ستون فقرات، نخاع

SPINAL CORD

ستون مهره ها، تیره پشت

SPINAL COLUMN

سرخ رگ ریوی

PULMONARY ARTERY

سرخرگِ تاجی

CORONARY ARTERY

سیاهرگ، ورید، رگ (خون را از بقیه بدن به قلب میرساند)

VEIN

سیب آدم، غضروف جلوی حنجره

ADAM'S APPLE

شانه

SHOULDER

شاه رگ

VENA CAVA

شبکیه

RETINA

شریانِ اصلی گردن

CAROTID ARTERY

شست

THUMB

شست پا

BIG TOE

شش، ریه

LUNGS

شقیقه، گیجگاه

TEMPLE

شکم

TUMMY

شکم، ناحیه ای از بدن که بین قفسه سینه و لگن خاصره قرار دارد

ABDOMEN

صفرا

BILE

صلبیه یا سفیده سخت چشم

SCLERA

ضربان قلب

HEARTBEAT

طحال

SPLEEN

عدسی چشم

LENS

عروق خونی

BLOOD VESSELS

عصب چشم

OPTIC NERVE

عضله، ماهیچه

MUSCLE

عنبیه چشم (قسمت رنگی
چشم که دور مردمکِ سیاه هست)

IRIS

غدد

GLANDS

غدد آدرنال، غده هاي فوق
کليوي

ADRENAL
GLANDS

غدد شیری

MAMMARY
GLANDS

غده تیروئید

THYROID GLAND

غده لنفاوی، گره لنفاوی

LYMPH NODES

غشا

MEMBRANE

غضروف، بافت غضروفی،
نرمه استخوان

CARTILAGE

فک، آرواره

JAW

قرنیه

CORNEA

قفسه سینه

RIBCAGE

قلب

HEART

کبد، جگر

LIVER

کشاله ران، ناحیه اندام های
تناسلی

GROIN

کشکک زانو

KNEE CAP
(PATELLA)

کف دست

PALM

کلیه

KIDNEY

کمر

WAIST

کیسه صفرا

GALL BLADDER

گردن

NECK

گلو

THROAT

گلوتیس (دستگاه صوتی حنجره
که از تارهای صوتی حقیقی و
سوراخ بین آنها تشکیل میشود.)

GLOTTIS

گوش

EAR

گونه

CHEEK

گویچه، گلبول

CORPUSCLE

لب

LIPS

لگنِ خاصره (استخوانِ)

PELVIS

لنف، لنفاوی

LYMPH

لوزالمعده، پانکراس

PANCREAS

لوزه ها

TONSILS

لوله

TUBE

ماهیچه ساق پا، نرمه ساق
پا

CALF

مایعات بدن

BODILY FLUIDS

مثانه

BLADDER

مثانه کیسه

URINARY BLADDER

مجرا، کانال، لوله

CANAL

مجرا، کانال، لوله

DUCT

مچ پا، قوزک

ANKLE

مدفوع

FECES

مربوط به گردش خون

CIRCULATORY

مربوط به مچ دست

CARPAL

مردمکِ چشم

PUPIL

مری

ESOPHAGUS

مژه

EYELASHES

معده

STOMACH

مغز

BRAIN

مفصل چرخشی

ROTATING JOINT

مفصل گوی و کاسه ای

ROTATOR CUFF (BALL AND SOCKET JOINT)

مفصل، بند

JOINT

مقعد

ANUS

مقعد، راست روده

RECTUM

منافذ پوست

PORES (OF THE SKIN)

مو

HAIR

مواد ترشحي يا دفعي

EXCREMENT

مويرگ (كوچكترين نوع رگ
خونی در بدن)

CAPILLARY
(SMALLEST TYPE OF
BLOOD VESSEL)

ناخن

FINGERNAIL

ناخن

NAILS

ناف

BELLYBUTTON

نای

WINDPIPE

نای (مجرائي است كه حنجره را
به برنشها وصل
میکند).

TRACHEA

نبض

PULSE

نرمه گوش

EAR LOBE

نفس

BREATH

نوک انگشت

FINGERTIP

نوک پستان

NIPPLE

هموگلوبين

HEMOGLOBIN

ورید، سیاهرگ (خون را از
قلب به نقاط دیگر بدن می برد)

VEIN

درمانگاه ها و بیمارستان ها

اتاق نوزادان (در بیمارستان)، مهد کودک

NURSERY

اجازه دادن، تصویب کردن

AUTHORIZE

ارتودونس

ORTHODONTIST

ارتودونسی

ORTHODONTICS

ازقبل تایید شده

ALREADY CONFIRMED

استراحت در بستر

BED REST

اکسیژن

OXYGEN

اورژانس

EMERGENCY ROOM (ER)

آرام

RELAXED

آسیب شناسی بیماری ها

PATHOLOGY

اتاق انتظار

WAITING ROOM

اتاق خصوصی

PRIVATE ROOM

اتاق زایمان

DELIVERY ROOM

اتاق زایمان

LABOR ROOM

اتاق عمل، اتاق جراحی OR

OPERATING ROOM

اتاق مراقبت های پس از عمل

RECOVERY ROOM

بانک جمع اوری خون

BLOOD BANK

بخش زایمان

MATERNITY WARD

بخش عمومی (در بیمارستان)

MEDICAL UNIT/WARD

بخش مراقبت های ویژه، آی سی یو

INTENSIVE CARE UNIT ICU

بهبود

RECUPERATION

بیمار بستری (در بیمارستان)

INPATIENT

بیمار سرپایی

OUTPATIENT

بیمارری پوکی استخوان

OSTEOPOROSIS

پذیرش

ADMISSIONS

پرستار

NURSE

پرستار مشاوره

ADVICE NURSE

پرستار، مددیار

CARE-GIVER

پزشک زنان

GYNECOLOGIST

پزشک عمومی

MEDICAL PRACTITIONER

پزشک عمومی

PCP – PRIMARY CARE PHYSICIAN

پزشک کشیک، پزشک معالج حاضر

ATTENDING PHYSICIAN

پزشکی پا، تخصص پا

PODIATRY

پزشکی قانونی

CORONER

پزشکی قانونی

MEDICAL JURISPRUDENCE

تاریخچه ی درمانی

MEDICAL HISTORY

تحت درمان

UNDER TREATMENT

تخت زایمان

DELIVERY TABLE

تشخیص

DIAGNOSIS

تشخیص دادن

DIAGNOSE

تغذیه، علم تغذیه؛ غذا، ماده یا مواد غذایی

NUTRITION

تنفسی

RESPIRATORY

توانبخشی، ترمیم، مرمت

REHABILITATION

تومورشناسی

ONCOLOGY

جراحی با لیزر

LASER SURGERY

جشن اهدای خون

BLOOD DRIVE

خدمات خط زندگی (هشدارهای پزشکی) جزو مزیت های فدرال

LIFELINE SERVICES

خون شناسی، هِماتولوژی

HEMATOLOGY

داروخانه

DRUGSTORE

داروهای بی نیاز به نسخه

OVER-THE-COUNTER MEDICATION

دکتر پا

CHIROPODIST

دکتر عمومی

GP - GENERAL PRACTITIONER

دکتر، متخصص یا مددکار اجتماعی که از طریق ایالت، مجاز به خدمات دادن در آن ایالت است

CARE PROVIDER (A DOCTOR, SPECIALIST OR SOCIAL WORKER WHO HAS STATE AUTHORIZATION TO PROVIDE SERVICES IN THAT STATE)

دوباره وقت گرفتن

REBOOK AN APPOINTMENT

دوره نقاهت خود را گذراندن؛ بهبود یافتن، شفا یافتن

RECUPERATE

رادیولوژی، پرتو شناسی

RADIOLOGY

داروی خوراکی

BY MOUTH

درجه حرارت

TEMPERATURE

درمان با دارو

MEDICAL TREATMENT

درمان بوسیله پزشک عمومی

PRIMARY HEALTH CARE

درمانگاه/بخش عصب شناسی

NEUROLOGY DEPARTMENT

دستورالعمل های مراقبت های پس از عمل

DISCHARGE INSTRUCTIONS

دفتر پرستاران

NURSE'S STATION

فیزیوتراپی

PHYSIOTHERAPY

کارورزی

INTERNSHIP

کاف فشار خون/ دستگاه فشار سنج

BLOOD PRESSURE CUFF METER

کایروپراکتیک (نوعی سیستم مراقبت بهداشتی غیر دارویی و غیرجراحی که براساس قابلیت خود ترمیمی بدن و اهمیت عمده دستگاه عصبی در حفظ سلامت استوار است. هدف از درمان، حذف محرکهای آسیبرساننده به دستگاه عصبی و بازگرداندن عملکرد مناسب است.
سریعترین روش درمان، دستکاری نخاعیاست که عمدتا درمورد شکایات عصبی و عضلانی انجام میشود.)

CHIROPRACTIC

کمیسیون پزشکی

MEDICAL BOARD

رضایت، اجازه

CONSENT

زایشگاه

MATERNITY HOSPITAL

شکستن، شستشو دادن

RINSE

عذر (دلیل) پزشکی

MEDICAL EXCUSE

علم تغذیه

DIETETICS

فشارخون سنج

SPHYGMOMANOMETER

فعالیت درمانی، کار درمانی

OCCUPATIONAL THERAPY

فیریوتراپیست، متخصص فیریوتراپی

PHYSIOTHERAPIST

متخصص پا، پزشک پا

PODIATRIST

متخصص تومور و
سرطان، تومورشناس

ONCOLOGIST

متخصص چشم پزشک

OPHTHALMOLOGIST

متخصص خون،
هِماتولوژیست

HEMATOLOGIST

متخصص مجاری ادرار

UROLOGIST

متخصص یا کارشناسِ
تغذیه

DIETICIAN

مدفوع

STOOL

مطالعه معده و روده و
بیماری های آن

GASTROENTEROLOGY

کولونوسکوپی (آزمایش به
وسیله دستگاهی به نام
کولونوسکوپ که درون روده
بزرگ یا کلون و مقعد را می
بینند)

COLONOSCOPY

گفتار درمانی

SPEECH
PATHOLOGY

گوشی طبی

STETHOSCOPE

لاپاروسکوپی

LAPAROSCOPY

لگن بیمار

BED PAN

ماساژدرمانگر

CHIROPRACTOR

متخصص بیماریهای معده
و روده

GASTROENTEROLOGIST

متخصص بینایی سنجی،
بینایی سنج؛ عینک

OPTOMETRIST

مطب دکتر

DOCTOR'S OFFICE

معاینه پزشکی

MEDICAL EXAMINATION

نبض زدن شدید، تپیدن قلب، درد نبض مانند (دندان، سر، گوش) زق زق کردن

THROBBING

نسخه

PRESCRIPTION

نفس عمیق بکش

BREATHE DEEPLY

نیاز زیاد بیمار به مراقبت/پرستاری

HIGH PATIENT ACUITY

واحد اشعه ایکس/رادیو گرافی

X-RAY UNIT

وزن

WEIGHT

وقت گرفتن رزرو کردن، تعیین وقت کردن

BOOK AN APPOINTMENT

زایمان و مسایل زنان

ادرار

URINE

از پستان گرفتن، از شیر مادر گرفتن

WEAN

التهاب، حساسیت رحم

UTERINE TENDERNESS

بارداری
حاملگی

PREGNANCY

بارداری چند قلو

MULTIPLE PREGNANCY

بارداری دوقلو

TWIN PREGNANCY

بارور سازی در لوله آزمایش، به طور آزمایشگاهی

INVITRO FERTILIZATION

آسیب هنگام تولد

BIRTH INJURY

آغوز

COLOSTRUM

آمنیوسنتز، درونه شاره کشي

AMNIOCENTESIS

آی یو دی (دستگاه درون رحمی برای پیشگیری از بارداری)

IUD INTRA-UTERINE DEVICE

اپیزیوتومي ، برش فرج، (شکافتن مياني يا طرفي مهبل در جريان زايمان براي جلوگيري از پارگي خود بخود و نا مناسب آن)

EPISIOTOMY

اجابت مزاج، مدفوع

BOWEL MOVEMENT

احساس سوزش

BURNING SENSATION

بافتهاي مخاط رحم، پرده درونی زهدان

ENDOMETRIUM

بالا آوردن (وقتی نوزاد کمی شیر اضافه خورده را بالا می آورد)

SPITTING UP

بچه ای که زنده به دنیا می آید

LIVE BIRTH

برآمدگی شکم، برجسته شدن، بیرون زدن

BULGE

بلغم، مخاط، ترشحات

MUCUS

بند ناف

UMBILICAL CORD

به دنیا آوردن

GIVE BIRTH

پد برای مهار نشد شیر مادر که در سوتین گذاشته میشود

NURSING PADS

پریود

PERIOD

پستان

BREAST

پف کرده، (معده) نفخ کرده

BLOATING

پمپ شیردوشی

MILK PUMP

پیش از تولد/ زایمان

PRENATAL

تامپون

TAMPON

تحریک پذیری

CRANKINESS

تحریک پذیری

IRRITABILITY

تخت نوزاد

CRIB

تخم دان

OVARY

تخمک

EGG

ترشح از نوک سینه

NIPPLE DISCHARGE

ترشح شیر، ایجاد شیر

LACTATION

ترشحات آبکی

WATERY DISCHARGE

ترشحات مهبل

VAGINAL DISCHARGE

تغذیه، غذا خوردن

FEEDING

تغییرات فیزیکی

BODILY CHANGES

تنظیم خانواده

FAMILY PLANNING

توده پستان

BREAST MASS

تورم ناشی از انباشتگی رگ ها از مایعات

ENGORGED

تولد

BIRTH

تولد با پا

BREECH DELIVERY

تولد پس از مدت

POST TERM BIRTH

تولد چندگانه، دوقلو،....

MULTIPLE BIRTH

تولد در پایان مدت نرمال حاملگی

AT TERM BIRTH

تولد نوزاد زود رس

PREMATURE BIRTH

جدار، دیواره رحم(رحمی)

UTERINE LINING

حاملگی شکمی

ABDOMINAL PREGNANCY

حاملگی گردن رحم

CERVICAL PREGNANCY

حرکت، جهت، گرایش ژنتیکی

GENETIC TREND

حساسیت، التهاب پستان

BREAST TENDERNESS

خراش دادن، تراشیدن

SCRAPING

خشکی

DRYNESS

خشکی مهبل

VAGINAL DRYNESS

خطر سقط جنین

THREATENED ABORTION

جفت (اندام عروقی غشایی که جداره رحم را پوشش می دهد)

PLACENTA

جفت خارج شده از رحم پس از زایمان(جنین)

AFTERBIRTH

جنین

FETUS

حالتي که در آن بافتهاي شبیه مخاط رحم بطور نا بجا در
کانونهاي مختلف در حفره لگن پیدا میشوند

ENDOMETRIOSIS

حاملگی تخمدانی

OVARIAN PREGNANCY

حاملگی خارج رحمی

ECTOPIC PREGNANCY

حاملگی در لوله رحمی به جای رحم

TUBAL PREGNANCY

خود را به پستان
چسباندن(بچه)

LATCH ONTO (BREAST)

خون ریزی

BLEEDING

خونابه، چرک، ترشح

DISCHARGE (N.)

خونریزی مهبلی

VAGINAL BLEEDING

در حال زایمان، وضع حمل

IN LABOR

درد روحی بیش از حد

ANGUISH

درد زایمان

LABOR PAINS

درد زایمان اشتباه

FALSE LABOR

درمان تلقیح، بارور کردن

FERTILIZATION TREATMENT

درمان جایگزینی با
(هورمون) استروژن

ESTROGEN REPLACEMENT THERAPY

درمان هورمونی

HORMONAL TREATMENT

دستگاه شیر دوشیدن

BREAST PUMP

دفع کردن لخته خون

PASS A CLOT

دل درد، دل پیچه

COLIC

دوره قاعدگی

MENSTRUATION

دوشیدن شیر مادر

PUMP V. (MILK)

دیافراگم، حجابِ حاجز

DIAPHRAGM

دیسمنوره، قاعدگي دردناک

DYSMENORRHEA

ذخیره شیر

MILK SUPPLY

راه حرکت مولد

BIRTH CANAL

رشد و بزرگ شدن

GROWTH AND DEVELOPMENT

روان کننده مهبل

VAGINAL LUBRICANT

روش لامازدر زایمان

LAMAZE METHOD

زایدن، به دنیا آوردن

DELIVER

زایمان با تحریک

INDUCED LABOR

زایمان پیش از موعد به وجود آوردن

PRECIPITATE LABOR

زایمان خشک (زایمانی که در آن کیسه آب قبل از اینکه عکس‌العمل رحم شروع شود، پاره نشود)

DRY LABOR

زایمان خود به خودی

SPONTANEOUS LABOR

زایمان زود رس

PREMATURE LABOR OR DELIVERY

زایمان سزارین

CESAREAN DELIVERY

زایمان شکمی

ABDOMINAL DELIVERY

زایمان طولانی

PROLONGED LABOR

زایمان و وضع حمل

LABOR AND DELIVERY

زایمان، وضع حمل

DELIVERY

زود رس

PREMATURE

زور بده، فشار بده

BEAR DOWN

ژل مهبل

VAGINAL JELLY

سرد مزاجي، ناتواني زن در بهره وري از لذت جنسي، لذت نبردن زن از مقاربت

FRIGIDITY

سرطان گردن رحم

CERVICAL CANCER

سزارین

CESAREAN SECTION

سزارین

C-SECTION

سقط جنین

ABORTION

سقط جنین

MISCARRIAGE

سقط جنین خود به خودی

SPONTANEOUS ABORTION

سقط جنین عمدی

INDUCED ABORTION

سقط جنین قانونی برای نجات جان مادر

THERAPEUTIC ABORTION

شخصی باردار که نزدیک زمان زایمان است

PARTURIENT

شستشو بینی یا گوش

DOUCHE

شقاق نوک پستان/ترک خورده

Cracked Nipples

شکم درد، دل درد

Stomach Cramps

شیر خشک خورده (کودک)

Bottle-fed

شیر خشک، غذای نوزاد

Formula

شیر دوشیدن

Express v. (milk)

شیر مادر

Breast Milk

شیر مغذی و غلیظی که پس از آغوز(شیر اولیه) در پروسه شیر دهی تولید می شود

Hind Milk

شیرخود دادن

Breast Feed

طول مدت بارداری

LOP Length of Pregnancy

عرق شبانه

Night Sweats

عفونت قارچی مهبل

Vaginal Yeast Infection

غلات صبحانه، برشتوک

Cereal

فیبروم، لیفی، رشته ای، بافتی، تومور لیفی

Fibroid Tumor

قاعدگي

Menstruation

قرص بعد از همخوابگی جهت جلوگیری از حاملگی

Morning After Pill

قرص جلوگیری

Oral Contraceptive Pills

قطع مسیر

BLOCK

کرم مهبلی

VAGINAL CREAM

کنترل زاد و ولد

BIRTH CONTROL

کیست تخمدان

OVARIAN CYST

گردن رحم

CERVIX

گردن رحم (مربوط به)

CERVICAL

گرفتگی عضلات رحم

UTERINE CRAMPS

گرگرفتگی

HOT FLASHES

گهواره

CRADLE

لب های فرج

LABIA

لک شدن، لک کردن

SPOTTING

لگن باریک

NARROW HIPS

لوله رحم، لوله شیپوری

FALLOPIAN TUBE

لوله رحمی، لوله فالوپ، مجرای عبورتخم، تخمراهه

OVIDUCT

ماما

MIDWIFE

ماما آموزش دیده

TRAINED MIDWIFE

ماما آموزش ندیده

UNTRAINED MIDWIFE

ماموگرافی

MAMMOGRAM

مایع آمنیون (جنین رو پوشش میده)

AMNIOTIC FLUID

مایعات

FLUIDS

مثانه بیش فعال

OVERACTIVE BLADDER

مراحل زایمان

STAGES OF LABOR

مراقبت از پستان

BREAST CARE

مراقبت از کودک سالم

WELL BABY CARE

مربوط به جنین، جنینی

FETAL

مرخص کردن بیمار

DISCHARGE (v.)

مرده زاد، سقط شده

STILLBORN

مرده زایی

STILL BIRTH

مشاوره باروری

FERTILITY COUNSELING

مشاوره ژنتیک

GENETIC COUNSELING

معاینه شخصی پستان

BREAST SELF-EXAMINATION

معاینه لگن

PELVIC EXAMINATION

موعد مقرر

DUE DATE

نابارور

INFERTILE

ناباروری یا عقیمی دائم

PERMANENT STERILITY

هورمون محرک فولیکول
FSH

FSH Follicle Stimulating Hormone

هیسترکتومی/رحم برداری

Hysterectomy

وضع حمل دشوار

Complicated Labor

ولرم

Lukewarm

ویار، حالت تهوع صبحگاهی

Morning Sickness

یائسگي

Menopause

یکپارچگی؛ سفتی

Consistency

ناباروری، نازایي، عقیمي

Sterility

نازایی زنان

Female Sterility

نمونه برداری از گردن رحم

Cervical Smear

نوار بهداشتی

Sanitary Napkins or Pads

نورپلانت (ایمپلنت پیشگیری از بارداری)

Norplant (a subdermal contraceptive implant, usu. effective for 5 years)

نوک پستانهای دردناک

Sore Nipples

عمل جراحی

آنژیوگرافی: مطالعه ی شریان ، عروق خونی یا رگ های خونی از طریق ایکس ری. دستگاه آنژیو گرام از ماده رنگ استفاده می کند تا شریان زیر اشعه ایکس واضح تر بشوند.

ANGIOGRAPHY
(THE X-RAY STUDY OF THE BLOOD VESSELS USING A DYE)

اتساع و کورتاژ

DILATION AND CURETTAGE

استریل کردن، ضدعفونی، گند زدایی

STERILIZATION

انتقال، تزریق خون

BLOOD TRANSFUSION

انتقال، تزریق خون

TRANSFUSION

آرتریوگرافی - نوعی از آنژیو که رگهای خونی یا آرتری را بررسی می کند.

ARTERIOGRAPHY
(TYPE OF ANGIOPLASTY THAT INVOLVES THE STUDY OF THE ARTERIES AND BLOOD VESSELS)

آزمایش های قبل از عمل

PRE-OPERATIVE TESTS

آزمون های بعد از عمل

POST-OPERATIVE TESTS

آنژیو پلاستی: تعمیر یا باز کردن رگ مسدود شده

، به وِیژه سرخ رگِ تاجی (شریان اکلیلی)

ANGIOPLASTY
(SURGICAL REPAIR OR UNBLOCKING OF A BLOOD VESSEL, ESPECIALLY A CORONARY ARTERY)

بستن/انعقاد لوله های رحمی

TUBAL LIGATION

به هم دوختن، منگنه کردن

STAPLES

بیرون آوردن (دندان)

EXTRACT

بیرون کشیدن دندان

EXTRACTION

بیهوش کردن

ANESTHETIZE

بیهوشی

ANESTHESIA

بیهوشی اپیدورال/ بي حس كننده نخاعي

EPIDURAL ANESTHESIA

بیهوشی عمومی

ANESTHESIA (GENERAL)

بازدیدهای پزشکی قبل از عمل

PREOPERATIVE MEDICAL VISIT

بالون پمپ داخل آئورت

INTRA-AORTIC BALLOON PUMP

بخش جراحی

SURGICAL WARD

بخیه

STITCHES

بخیه (کردن)

SUTURE

برداشتن غدد لنفاوی

(سرطان سینه)

LYMPH NODE REMOVAL

برش، شکاف، بریدن

INCISION

جراح

SURGEON

جراح دست ها و بازوهای
خود را پیش از عمل شستن

SURGICALLY SCRUB

جراحی بای پس عروق

BYPASS SURGERY

جرعه آب

SIPS OF WATER

خونریزی (کردن) (شدید-
داخلی)

HEMORRHAGE

داخل رگ، داخل ورید

INTRAVENOUS

داروی بیهوشی (عمومی یا
موضعی)

ANESTHETIC (GENERAL, REGIONAL OR LOCAL)

در آوردن عضو یا قسمتی
از بافت بدن با عمل جراحی

EXCISION

بیهوشی موضعی

ANESTHESIA (LOCAL)

پر شده

STUFFED

پرستاری که مسئولیت
تعیین الویت بر عهده دارد

TRIAGE NURSE

پروسه جراحی

SURGICAL PROCEDURE

تحت عمل جراحی

UNDERGO SURGERY

تخلیه مایعات و ترشحات از
جراحت و زخم

DRAINAGE

تعیین الویت درمان..رج
بندی(برای بیماران-در
اورژانس،میدان جنگ)

TRIAGE

عمل جراحی آپاندیس

APPENDECTOMY

عمل جراحی کردن

OPERATE

فعالیت
شدید/توانفرسا/کمرشکن

STRENUOUS ACTIVITY

فورسپس، انبرک،
انبرقابلگی، پنس

FORCEPS

متخصص بیهوشی

ANESTHESIOLOGIST

مسکن، آرام بخش

SEDATION

(یک جور چسب زخم)
'استری استریپ'

STERI-STRIPS

زایمان

LABOR

زخم بندی، پانسمان، باند،
گاز، مرهم

DRESSING

سرنگ

SYRINGE

علائم حیاتی

VITAL SIGNS

علم بی هوشی

ANESTHESIOLOGY

عمل پیوند عضو، پیوند
زدن

TRANSPLANT

عمل جراحی

OPERATION

عمل جراحی

SURGERY

ایمن سازی

تزریقهای تکمیلی

ADDITIONAL SHOTS

تزریقهای تکمیلی

BOOSTER SHOT

تیفوئید، حصبه، تب حصبه

TYPHOID

جدول ایمن سازی

IMMUNIZATION CHART

دوز تکمیل کننده ایمن سازی

IMMUNIZATION BOOSTER SHOT

دیفتری

DIPHTHERIA

ذات الریه، التهاب ریه، سینه پهلو

PNEUMONIA

آبله مرغان

CHICKEN POX

آپول زدن

GIVE A SHOT

آنفلوانزا

INFLUENZA

ابله ،مرض ابله ،جای ابله

SMALLPOX

اوریون

MUMPS

ایمن سازی، واکسن

IMMUNIZATION

بیماری فلج اطفال

POLIO

بیماری هاری

RABIES

تب زرد

YELLOW FEVER

سرخجه

GERMAN MEASLES RUBELLA

سرخجه، سرخک آلمانی

RUBELLA

سرخک

MEASLES

سرخک، اوریون، سرخجه

MMR

سرنگ

SYRINGE

سل

TUBERCULOSIS

سه واکسن در یک تزریق دیفتری، کزاز، سیاه سرفه (دی تی پی)

DTP (3 IN 1 VACCINATION OF DIPHTHERIA, TETANUS AND PERTUSSIS)

سیاه سرفه، خروسک

WHOOPING COUGH (PERTUSSIS)

سیاه سرفه

PERTUSSIS

کزاز

TETANUS

مصونیت دادن

IMMUNIZE

مننژیت، التهاب پرده های مننژ

MENINGITIS

هپاتیت B

HEPATITIS B

واکسن HIB

(واکسن برای ایمن سازی از انفلونزا ی هموفیلوس نوع B)

HIB (A ROUTINE VACCINE USED TO PREVENT HAEMOPHILUS INFLUENZA TYPE B INFECTION)

واکسن زدن، به

VACCINATE

واکسن، ایمن سازی

VACCINATION

مسایل آقایان

آلت مردانه

PENIS

آندروپوز

ANDROPAUSE

احساس سوزش

BURNING SENSATION

اختلال نعوظ

ERECTILE DYSFUNCTION

ادرار کردن

URINATE

اوره

UREA

بیضه بند

JOCK STRAP

بیضه ها

TESTICLES

پوست ختنه گاه

FORESKIN

ختنه کردن

CIRCUMCISE

ختنه

CIRCUMCISION

عفونت قارچی در کشاله ران

JOCK ITCH

عمل جراحی و برداشتن مجرای ناقل نطفه برای عقیم کردن

VASECTOMY

غده پروستات

PROSTATE

کاندوم

CONDOM

کشاله ران

GROIN

نطفه

SPERM

کیسه بیضه

SCROTUM

نعوظ

ERECTION

مسائل مردان

MALE ISSUES

پیشوند های پزشکی، توصیف نوع دردهای مختلف و مسایل غیره

آلرژی زا

ALLERGEN

اثرات مضر

HARMFUL EFFECTS

احساس گز گز

TINGLING

التهاب، ورم

INFLAMMATION

انگل

PARASITE

باز دم

EXHALATION

باکتری

BACTERIA

بدون دلیل

UNEXPLAINED

بهبودی بیماری

REMISSION (DISAPPEARANCE WITHOUT CURE)

بیحس

NUMB

بیحسی

NUMBNESS

بیماری

DISEASE

پوسته پوسته شدن

PEELING

پیش بینی مرض

PROGNOSIS

تشخیص

DIAGNOSIS

تنفس

RESPIRATION

توصیه نمی شود

CONTRAINDICATED

حساس، ملتهب

TENDER

حساس، ملتهب

SORE

خشکی بدن (عضلات که بر اثر التهاب، موقتا قابل انعطاف نیست)

STIFFNESS

خصوصیات

CHARACTERISTICS

خلط سینه

SPUTUM

درد تهوع آور، دل بهم خوردگی، دل آشوبی

NAUSEATING PAIN

درد تیز

SHARP PAIN

درد کند

DULL PAIN

درد محرک، با حالت جا به جا شدن

SHIFTING PAIN

درد ناگهان، تیز و کم مدت

PIERCING PAIN

دردی که میاد و میره مثل تپش نبض

PULSING PAIN

دردی که میاد و میره مثل تپش نبض

THROBBING PAIN (PAIN ON ONE SIDE OF THE HEAD – MIGRAINE PAIN)

درمان، معالجه

CURE

دل درد (قاعدگی زنان)

MENSTRUAL CRAMPS

دم

INHALATION

رعایت برنامه درمانی

COMPLIANCE

زمان بلوغ

PUBERTY

زهر زنبور عسل

BEE VENOM

سرعت تنفس (باید بین ۱۶ الی ۱۸ نفس در دقیقه باشد)

RESPIRATION RATE (16-18 BREATHS PER MIN)

سوزش

BURNING

سیستمیک، مربوط به کل بدن

SYSTEMIC (WHOLE BODY)

شپش

LICE

شدید

SEVERE

شروع شدید و ناگهانی با دوام کوتاه

ACUTE (RAPID ONSET, SEVERE COURSE, SHORT DURATION)

شروع ناگهانی، هر چند وقت به چند وقت

PAROXYSMAL (SUDDEN ONSET, RECURRING PERIODICALLY)

شکایت، ناراحتی

COMPLAINT

ضربان

POUNDING

ضربان قلب بیش از ۱۰۰ بار در دقیقه

TACHYCARDIA (MORE THAN 100 BPM)

علائم (قابل مشاهده)

SIGN (OBJECTIVE)

عمومی

GENERAL

فشار

PRESSURE

فلس دار

SCALY

قالب، کپک

MOLD

قطع شدن نفس

APNEA-
(CESSATION OF RESPIRATION)

کک

FLEA

کک و مک

FRECKLES

کند شدن ضربان قلب

(با کاهش تعداد ضربان قلب به ۶۰ ضربه در دقیقه)

BRADYCARDIA
(LESS THAN 60 BPM)

کند شدن نفس (با ۸ الی ۹ نفس در دقیقه)

BRADYPNEA
(RATE OF 8-9 BPM)

کنه

TICK

گرفتگی عضله

MUSCLE CRAMPS

گز گز شدن

PINS AND NEEDLES

لخته خون

BLOOD CLOT

مایعات

FLUIDS

مؤنث

FEMALE

موضوعی، متمرکز شده

LOCAL

مخفف (کلمه ای که از حرف اول چند لغت دیگر ترکیب شده است)

ACRONYM

مذکر

MALE

مربوط به استخوان خاجی

SACRO- (SACRUM)

مربوط به استخوان دم دار

COCCYGO- (TAILBONE)

مربوط به پرده جنب (غشای سروزی پوشاننده ریه)

PLEURO- (PLEURA)

مربوط به پشت یا کمر

POSTERO- (BACK, BEHIND)

مربوط به پوشش سلولی سطوح داخلی و خارجی بدن

EPITHELIO- (SURFACE, SKIN)

مربوط به پهلو

LATERO- (SIDE)

مربوط به پهلو

LAPARO- (ABDOMEN)

مربوط به جلو

ANTERO- (FRONT)

مربوط به جمجمه/کاسه سر

CRANIO- (SKULL)

مربوط به حنجره

LARYNGO- (VOICE BOX)

مربوط به ستون فقرات

SPINO- (SPINE)

مربوط به شش

BRONCHO- (LUNGS)

مربوط به شکم

ABDOMINO- (ABDOMEN)

مربوط به صفاق (غشای سروزی پوشاننده دیواره های حفره شکمی و لگنی)

PERITONEO- (MEMBRANE SURROUNDING THE ABDOMEN)

مربوط به غدد لنفاوی

LYMPHO- (LYMPH)

مربوط به قفسه سینه

THORACO- (CHEST)

مربوط به کبد

HEPATO- (LIVER)

مربوط به کمر یا پهلو

LUMBO- (WAIST)

مربوط به گردن یا رحم

CERVICO- (NECK OR UTERUS)

مربوط به گلو

PHARYNGO- (THROAT)

مربوط به لگن خاصره

PELVO- (PELVIC)

مربوط به مری

ESOPHAGO- (THROAT TO STOMACH)

مربوط به مهره ستون فقرات

VERTEBRO- (VERTEBRA)

مربوط به نای

TRACHEO- (WINDPIPE)

مزمن، تداوم طولانی مدت

مواد زائد

WASTE PRODUCTS

موم گوش

EAR WAX

نام بیماریهایی بر گرفته از نام شخص

EPONYM (DISEASE NAMED AFTER A PERSON)

نبض (بین ۶۰ الی ۸۰ تپش در دقیقه

HEART RATE
(PULSE) (NORMAL
BET. 60-80 BPM)

نفس بیش از حد تند و
عمیق (بیشتر از ۲۵ نفس در
دقیقه)

HYPERPNEA-
(RAPID AND DEEP
BREATHS AT A RATE
OF OVER 25 BPM)

نفس تند و سطحی

TACHYPNEA
(RAPID AND
SHALLOW BREATHS)

ورم

SWELLING

هضم غذا

DIGESTION (OF
FOOD)

هویت

IDENTITY

Made in the USA
Monee, IL
20 November 2020

48733195R00085